난치성 눈 질환을 한방으로 치료한다

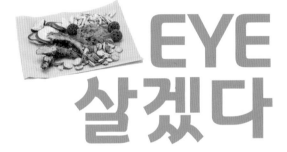

EYE 살겠다

난치성 눈 질환을
한방으로 치료한다

"한의원에서 눈도 치료한다고?"
물음표를 느낌표로 바꿔온 시간들

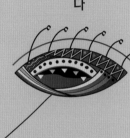

EYE 살겠다

소중한 내 눈, 이렇게 관리하세요

하루 **3분** 눈 건강 운동

〈천천히 10회를 세면서〉

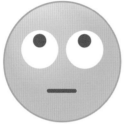

초점이 없는 상태로
가볍게 위를 보기

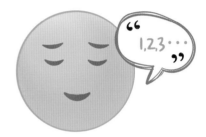

눈을 최대한 감은 채로 숫자
를 세고 **눈을 최대한 크게 뜨고**
숫자 세기

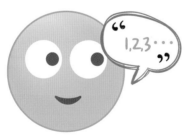

양쪽 눈의 **시선을 오른쪽으로**
수평 고정 후 숫자 세기

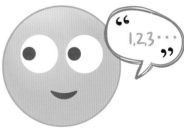

양쪽 눈의 **시선을 왼쪽으로**
수평 고정 후 숫자 세기

잠깐 따라 해보세요

〈천천히 10회를 세면서〉

눈 시선을 위쪽으로 수직 고정 후
숫자 세기

눈 시선을 아래쪽으로 수직고정 후
숫자 세기

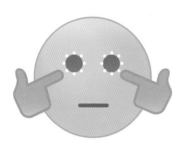

양손 엄지로 **눈 위쪽 안와(안구뼈)**
안쪽을 양손 검지로 **눈 아래쪽**
안와(안구뼈) 안쪽을 따라가며 눌러준다

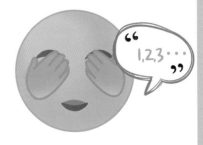

양손을 비벼 열을 낸 후
손바닥으로 눈을 누른
다음 숫자 세기

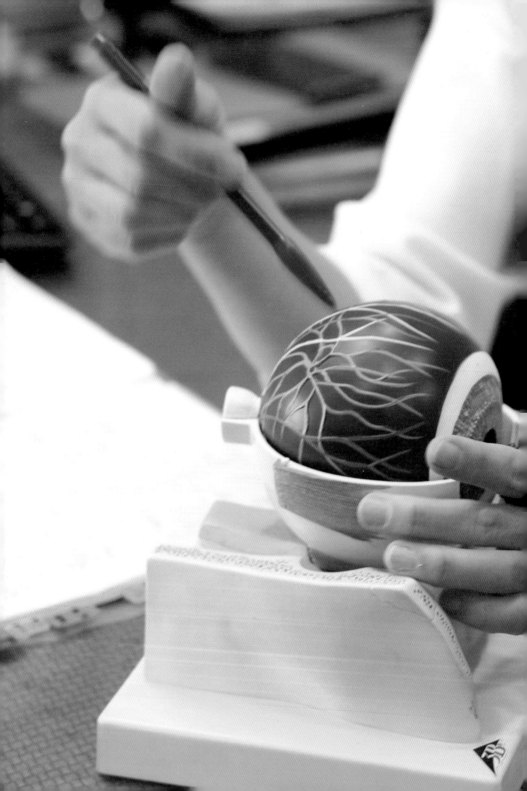

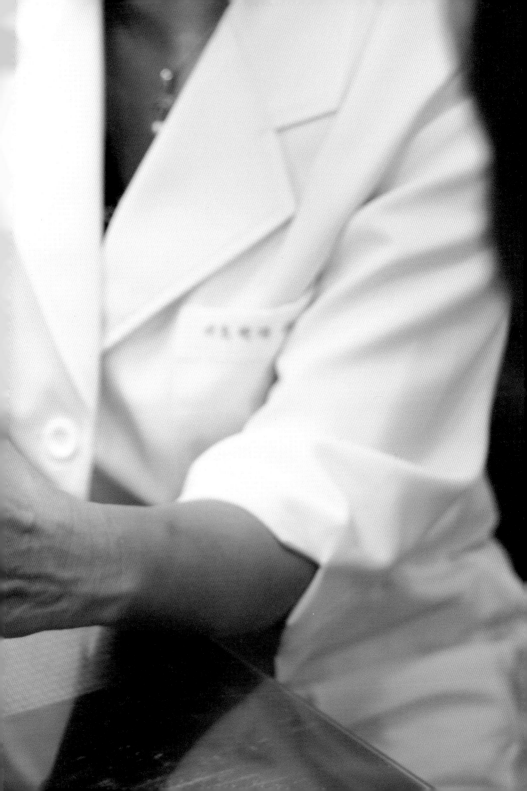

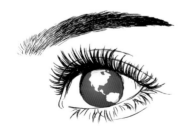

"한의원에서 눈도 치료한다고?"
물음표를 느낌표로 바꿔온 시간들

눈 질환 치료를 다룬 이 책은, 저의 두 번째 저서입니다. 2010년 출간한 후 2012년 2쇄를 찍었고, 지금이 2023년이니 11년 만에 3쇄를 찍게 된 것입니다.

첫 번째 책, 절박함 속에서 건져 올린 희망

2002년, 저는 첫 번째 저서 〈귀에서 이상한 소리가 나요〉를 세상에 내놓았습니다. 첫 책을 집필하며 느꼈던 절박함은, 20여 년이 지난 지금도 생생합니다. 그것은, 저 자신이 돌발성 이명과 난청 증상에 시달린 직후였기 때문입니다. 한쪽 귀에 끊임없이 몰아치는 바람 소리, 내면을 할퀴듯 날카로운 금속성의 고음… 회상하는 것조차 고문인 그 고통이, 얼마나 일상을 균열시키고 삶의 평온함을 앗아갈 수 있는지 생생하게 겪은 터였습니다.

저는 이명과 난청의 치료법을 찾기 위해, 저 자신을 임상실험 대상으로 삼아 내내 연구에 매달렸습니다. 소리의 고문과 난청의 고성에 갇힌 채 한의학으로

'난치성 귀 질환'의 치료율을 높이고, 치료기간을 단축시키고자 몰입했던 순간들… 당시 내 모습은 끝 모를 고행을 시작한 수도사에 다름 아니었습니다.

그렇게 막막하고 답답한 시간을 보내던 제게, 어느 순간 막힌 귀가 뚫리듯 깨달음이 있었습니다. "21세기 현대의학으로 완치가 어렵다"라고 판명된 난치성 질환을 완치시킬 수 있으리라는 확신이었습니다. 다른 누구도 아닌 저 자신을 대상으로 한 연구결과로 얻은 결론이었습니다. 그리고 그 확신을 더욱 공고하게 만들어준 이들은 다름 아닌 환자들입니다. 전국 각지에서 찾아와 치료를 받은 이들이, 돌아가는 길에 보여준 환한 미소는 지금도 제 마음을 밝히고 있습니다.

첫 저서 〈귀에서 이상한 소리가 나요〉에는 이처럼 고통과 고독에 지쳤던, 그럼에도 환희와 보람에 넘쳤던 '전투' 과정이 고스란히 녹아있습니다. 저는 저처럼 이명·난청이라는 터널에 갇힌 이들에게 한 줄기 빛을 전하고자 그 책을 쓴 것입니다. 그것이 한의사로서의 소명이라 여겼습니다. 그런데, 독자들의 반응이 기대 이상이었습니다. 저희 한의원으로, 이메일로, 그리고 출판사로 열띤 소감들이 이어진 것입니다.

본인이나 가족, 가까운 지인이 이명, 난청, 메니에르 등으로 오랫동안 고통받았음에도, 죽을 때까지 안고 가야 하는 난치병인 줄만 알았다는 것. 하지만 제 책을 만난 후 완치에 대한 희망을 얻었다는 것입니다. 적잖은 전율이 감돌았습니다. 제가 책을 쓰며 추구했던 것이 바로 '희망'입니다. 난치성 귀 질환 환자들에게 희망을 주고자, 그들의 삶에 맑은 소리를 선사하고자 한 것입니다. 독자들의 화답 속에서, 저는 그 바람이 이뤄지고 있다는 걸 느꼈습니다.

두 번째 책, 한의학의 역사에서 빛을 찾다

그 때의 희열은, 저에게 두 번째 책을 낼 용기로 작용했습니다. 저는 한의사입니다. 어릴 때부터 책을 즐겨 읽고, 일기나 단상 등의 글을 즐겨 쓰긴 했습니다. 그러나 저는 한의사입니다. 글을 전문적으로 쓰는 작가는 아닙니다. 그럼에도 제가 연이어 두 권의 책을 낼 수 있었던 것은, 무엇보다 독자들 덕분입니다. 첫 번째 책에 보여준 독자들의 열띤 반응이 제게 크나큰 격려가 됐음을 부정할 수 없습니다.

'한의원에서 눈도 치료한다고?' 두 번째 책의 내용을 보고 이런 의문을 품는 이들이 있을 것입니다. 그럴 만도 합니다. 눈은 양방 의학에서도 가장 공학적인 접근이 필요한, 가장 정교하게 분화된 부위입니다. 눈은 청진기로 진단할 수 없습니다. 시력 측정에서부터 정밀기계, 즉 서양 과학기술의 산물이 동원됩니다. 이런 측면에서 보면, 역시 안과와 한방 의학은 다소 거리가 있는 듯합니다.

한의학의 역사를 보면 생각이 달라질 것입니다. 현존하는 중국 최고(最古)의 의서 〈황제내경〉, 그리고 한의학의 교과서 격인 허준의 〈동의보감〉에서 눈 건강의 이치와 눈 질환의 치료법에 대해 상세히 기술하고 있기 때문입니다. 조선 광해군 때 간행돼 허준이 〈동의보감〉 집필 시 참고했으며, 일본 의사들이 일부러 조선에 와서 읽고 갔다는 〈의방유취〉도 빼놓을 수 없습니다. 7권에 걸친 〈안문(眼門)〉편에 눈 질환의 분류법과 각각의 원인, 치료법을 상세히 기술하고 있습니다.

한의학에서는 눈 질환 또한 전인적인 관점에서 파악합니다. 즉, 눈 질환이 눈만의 문제에서 비롯되는 것이 아니라, 신체의 각 장기들과 유기적인 관계 속에서 나타난 '결과'로 보는 것입니다. 따라서, 눈 질환을 포함해 질병을 해부학적 관점으로 파악하는 양방 의학과는 근본적인 차이가 있습니다.

삶의 행복을 선사하는 소리들, 풍경들

제가 눈 질환에 관심을 가지게 된 것은, 난치성 귀 질환의 치료법을 연구하는 과정에서 얻은 깨달음 때문입니다. 우리의 삶은 단순하지 않으며, 예측할 수도 없는 것입니다. 하지만 아무리 복잡하고 가변적인 삶이라 해도, 그 속에서 행복을 느끼는 이유는 의외로 단순한 것들입니다.

이명, 난청환자만 보기에도 시간이 부족한 제가 눈에 제 2의 사명감을 가지게 된 것은 한 환자와의 만남 때문이었습니다. 초기에 만성 포도막염으로 시작하여 녹내장이 심각하게 진행되면서, 시신경이 다 죽고 2% 정도만 살아있는 상태로 꼭 고쳐 달라고 제 손을 붙잡고 말하던 진료실에서 만난 환자를 잊을 수가 없습니다. 5년 전부터 안보이기 시작해서 현재는 혼자서는 일상 생활이 불가능하게 거의 아무것도 보이지 않는다고 했습니다. 바람개비가 최고의 속도로 돌아가는 것처럼 눈앞은 현란하게 어지럽고, 형태도, 색깔도 전혀 구분하지 못하셨습니다. 그러나 하루 중 유일하게 보일 때가 있다고 했습니다.

해가 지기 직전과 해가 뜨기 직전, 10분 정도 손가락의 위치에 초점을 잘 맞추면 다섯 손가락의 형상이 흐릿하게 보이는 시간이라고 한다. 하루 중 그 시간이 제일 행복하다고 했습니다. 그런데 몇 달 전, 마당에 앉아있는데 앞에 있는 화분에 초록빛깔의 줄기가 선명하게 눈에 들어왔다고 하더군요. 너무나 황홀해서 그날 잠을 잘 수 없었다고 했습니다.

그날 이후 한 달 내내 그 시간에, 그 장 소에 아무리 앉아있어도 그 화분을 다시 보이지 않았다고 했습니다. 그 이후 혹시나 하는 기대감으로 병원을 알아보던 중 지인을 통해 본원으로 오셨으나, 환자 상태는 이미 시신경이 거의 손상되어 한방적으로도 치료가 불가능했습니다. 저는 차마 그 환자 앞에서 회복하기 힘들다는 얘기를 할 수가 없었습니다. 몇 년만 더 일찍 한의원을 찾았으면 아름다운 자연과 세상을 조금 더 오래 보여드릴 수 있었을 텐데 너무 마음이 아팠습니다. 그 환자에게 그 화분을 꼭 다시 보여드리고 싶었고, 그날 이후, 귀에 매진

했던 것처럼, 눈도 연구하기 시작했고 나름 많은 녹내장, 황반변성을 비롯한 각종 망막 질환, 소아시력 등의 난치성 눈 질환을 성공적으로 치료하게 되면서 이렇게 책까지 쓰게 된 것입니다.

남들에게는 너무나 당연히 누리는 권리이지만 누군가에게는 너무나 간절히 원하는 것이 될 수도 있습니다. 그들이 환자라면 나는 난치질환을 연구하는 한 사람의 한의사로서 그 누군가에게 제 2의 눈이 되어드리고 싶었습니다. 그래서 잠을 줄이고, 식사시간을 단축해서라도 귀와 함께 눈까지 난치질환을 한의학으로 극복해 내고자 하였습니다.

눈 질환 중에서도 제가 특히 더 관심을 기울였던 부분은 어른들에서는 시력 상실을 예고한 녹내장과 망막 질환이고, 어린이들에서는 시력 저하를 유발하는 고도근시와 약시였습니다. 그 환자들을 치료하는 과정을 통해 저는 한방치료가 난치성 눈 질환 치료에도 매우 유효하다는 것을 확인 할 수 있었습니다. 안과로부터 재수술을 받지 않으면 실명할 수도 있다는 경고를 받았던 어느 녹내장 환자, 망막 유착 수술을 3차례나 받고 나서도 시야가 좁아지고 눈앞이 뿌옇게 보이는 증상이 사라지지 않아 고통을 받고 있던 어느 망막박리 환자 등 수많은 환자들에게 전인적 치료를 실시하였고, 이 모든 과정에서 시력의 회복이나 더 이상의 병의 진행을 막는데 한방치료가 큰 역할을 한다는 사실을 거듭 확인하게 되었습니다.

이 책에서 그러한 사실을 가감 없이 담으려 노력했습니다. 이를 통해 난치성 눈 질환을 앓고 있는 환자들에게 작은 희망의 불꽃을 보여줄 수 있다면 더 바랄 것이 없을 듯합니다. 아직도 "한의원에서 눈도?"라고 묻는 분들이 있으시다면, 저는 자신 있게 대답해 드릴 것입니다. "네, 한의원에서는 눈도 진료합니다". 그리고 한의학은 난치성 눈 질환의 치료에 훌륭하게 기여합니다.

이 책이 다시 나오기까지 많은 분들의 도움이 있었습니다. 도움을 준 모든 분들에게 진심으로 감사를 전합니다. 하나의 뿌리에서 나와 각자 한 그루 나무로 성장한 저의 세 아이들, 그리고 그들의 꿈과 사랑을 지지하며, 세월 속에 깊이를 더해가는 한 뿌리 한마음의 제 남편에게 다시 한번 애정과 감사의 포옹을 전합니다. 또한 마루그래픽스출판사의 최선호 대표님과 김진주 작가님, 자료 검토에 도움을 준 이동진 선생님, 제하경 선생님께 감사한 마음을 전합니다.

끝으로 100일 전 하늘나라로 가신, 저보다 더 밝은 지혜의 눈을 가지셨던 어머니께 이 책을 바칩니다.

2023년 여름에
하미경

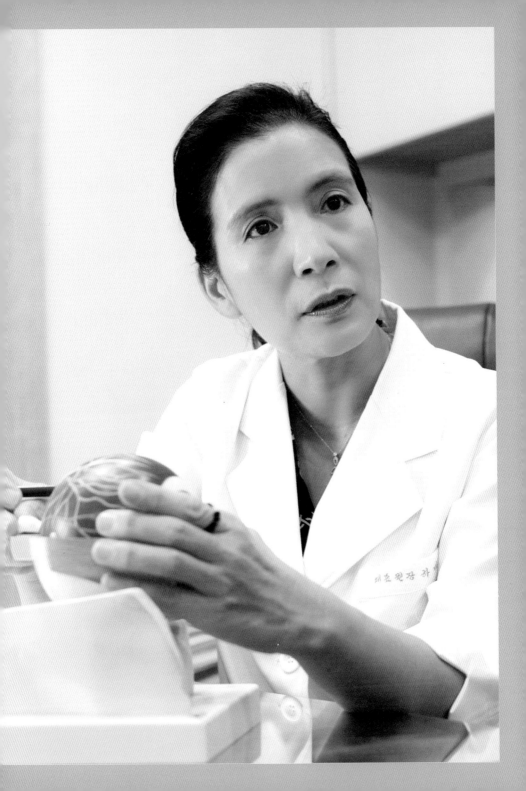

목차

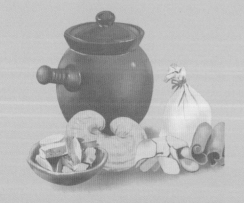

눈의 구조와 시력

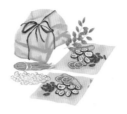

눈과 건강

| 눈은 우리에게 어떤 존재인가? |

1) 아는 만큼 보인다? 보이는 만큼 안다!

눈의 중요함에 대해 설명한다는 것은 새삼스러운, 나아가 불필요한 일일지도 모릅니다. '몸이 천 냥이면 눈은 구백 냥'이라는 말을 모를 사람도 없을 것입니다. 그럼에도, 재확인과 강조 차원에서 잠시 짚고 넘어가기로 합니다.

주지의 사실이지만, 눈이 중요한 이유는 우선 '보는' 역할을 하기 때문입니다. '보다'라는 것은 단순히 사물의 존재를 확인하는 행위를 말하기도 하지만, 그것이 전부는 아닙니다. '보다'라는 단어를 사전에서 찾아보면, 우리말을 비롯해 여러 나라의 언어에서 상당히 폭넓게 쓰인다는 것을 알 수 있습니다.

우선, '보다'에는 인간과 세계, 나아가 우주에 대한 이해가 깔려 있습니다. "우리 조만간 보자"라는 말에서처럼, 어떤 대상을 보는 것은 만난다는 의미도 담고 있습니다. 한 번도 보지(만나지) 않은 대상을 이해한다는 것은 불가능합니다. 즉, '보다'라는 것은 '알다(이해하다, 깨닫다)'와 밀접한 관계를 지닙니다. 이미 알고 있는 사실에 대해서는 영어로 "I know"라고 하지만, 몰랐던 사실을 알게 됐을 때는 'See(보다)'를 써서 "I see"라고 합니다. 이 경우 "Oh, I see!(오, 알겠네!)"처럼 영탄법으로 많이 쓰입니다. 그러니 '아는 만큼 보인다'라는 말도 맞지만, '보이는 만큼 안다'라는 말이 더욱 사실에 가깝지 않을까요.

'본다'라는 것은 의료 행위와도 연관이 깊습니다. 한의사인 저 역시 환자를 보고(만남), 환자의 이야기를 들어보고(문진), 환자의 몸 상태를 봄(진찰)으로써 그 환자를 치료할 수 있습니다. 지금 이 순간, 눈의 중요함과 '본다'라는 것의 의미에 대한 제 설명이 독자에게 전해진다면, 그 이해 또한 독자가 이 책을 '보는(읽는)' 행위를 통해 이뤄진 것입니다.

2) 마음의 창이자 '건강의 창'

눈이 중요한 이유가 또 하나 있습니다. 눈은 우리 몸의 건강상태를 보여주는 진단지표라는 것입니다.

眼爲臟腑之精 눈에는 오장육부의 정기가 드러난다.

이는 다름 아닌 〈동의보감〉에 나온 말입니다. 참고로 〈동의보감〉은 총 25권으로 이뤄져 있습니다. 내과에 해당되는 [내경편(內經篇)]이 총 4권, 외과에 해당되는 [외형편(外形篇)] 역시 총 4권입니다. 그리고 유행성 질환과 급성질환, 부인과, 소아과 관련 내용을 다룬 [잡병편(雜病編)]이 총 11권이며, 약제학과 약물학에 관한 [탕액편(湯液篇)]이 총 3권입니다. 여기에 침술에 관한 [침구편(鍼灸篇)] 1권과 [목차편] 2권이 더해져 〈동의보감〉은 총 25권이라는 방

대한 분량을 형성한 것입니다.

　그중 눈과 관련된 내용은 [외형편(外形篇)]의 〈안문(眼門)〉에 속하는데, 위에서 인용한 구절은 〈안문(眼門)〉에서도 첫머리에 등장합니다. 말 그대로, 눈에는 오장육부의 건강 상태가 드러난다는 것, 그래서 눈을 보면 오장은 물론 우리 몸 전반의 건강 상태를 가늠할 수 있다는 것입니다. 〈동의보감〉에서는 오장육부의 정기가 모두 눈으로 올라가 눈을 이루고 있다고 합니다.

　　　骨之精爲瞳子　뼈(骨)의 정기는 동자(瞳子)가 되고,

　　　筋之精爲黑眼　근(筋)의 정기는 검은자위(黑眼)가 되며,

　　　血之精爲絡基窠　혈(血)의 정기는 눈 주위로 얽히고,

　　　氣之精爲白眼　기(氣)의 정기는 흰자위(白眼)가 된다.

　　　是以五藏六府十二經脈三百六十五絡其血氣皆稟受於脾土上貫於目而爲明

　　　오장육부와 모든 경락, 12경맥과 365락(絡)의 혈기를

　　　비토(脾土)에서 받아들인 후

　　　눈으로 올려내어 눈을 밝게 한다.

　'비토'란 비장(소화기관)을 뜻합니다. 비장(脾臟)은 오행 중 토(土)에 해당되므로, '비토(脾土)'라 부르는 것입니다. 비토를 거쳐 눈으로 올라간 오장(肝臟, 心臟, 脾臟, 肺臟, 腎臟)은 눈의 각 부위와 깊은 관계를 맺게 됩니다. 간은 검은자위에, 심장은 눈의 내자와 외자에, 비장은 눈꺼풀에, 폐는 흰자위에, 신장은 동자에 속하게 됩니다. 눈의 내자(內眥)란 눈의 안쪽 끝, 눈썹의 위아래가 만나는 부분을 가리킵니다. 그리고 눈의 외자(外眥)란 눈의 바깥쪽 끝을 말하는데

이 역시 눈썹의 위아래가 만나는 지점입니다.

오장 중에서, 눈과 가장 긴밀히 연결돼 있고 그 상태가 눈에 가장 잘 나타나는 것은 무엇일까요? 답은 '간(肝)'입니다. 〈동의보감〉에도 '目者肝之竅(눈은 간의 구멍이다)'라고 기술돼 있습니다. 눈은 간의 상태를 명확하게 드러내주는 구멍, 즉 '간 건강의 창'이라는 뜻입니다. 따라서 간 상태가 나쁘면 그 징표가 눈에 다 드러나며, 간이 건강하면 눈도 좋아집니다.

간을 비롯해 오장이 튼튼하면 눈도 튼튼할 것이고, 반대로 눈을 잘 살핌으로써 오장을 비롯한 우리 몸의 건강 상태를 파악할 수 있다는 것입니다. 질병을 전인적 관점에서 파악하는 한의학은, 예전부터 눈 질환을 살필 때도 눈만 보지 않고 신체의 다른 장기 및 조직들과 연계해 살피고 치료해왔습니다.

눈을 통해 전신의 질환을 가늠하는 것은, 양방 의학에서도 마찬가지입니다. 눈은 뇌의 일부이므로, 뇌 질환이 발생하면 눈에 그 징표가 나타날 수밖에 없습니다. 또한 고혈압, 당뇨 등 만성질환도 안구에 분포하는 혈관의 변화를 통해 가늠할 수 있습니다. 따라서 이 질환들을 진단할 때는 눈을 들여다보고 질환의 유무와 진행 정도를 가늠하곤 합니다. 나아가, 눈을 가장 중요한 진단 도구로 활용하는 진단법도 있습니다. '홍채진단법(Iridology)'이 여기에 해당됩니다. 우리 눈에서 홍채는 그 안에 수십만 가닥의 신경말단과 모세혈관, 근섬유 조직을 가지고 있으며, 뇌와 신경계를 통해 신체의 모든 장기와 조직에 연결돼 있습니다. 즉 홍채는 우리 몸에서 일어나는 변화의 정보들이 모이는 곳이며, 변화를 예민하게 잡아내는 능력이 있다는 것입니다.

이처럼, 눈은 한방 의학과 양방 의학을 통틀어 건강 상태를 측정하는 지표로 활용됩니다. 흔히 '마음의 창'이라 불리는 눈은, 우리 몸의 건강 상태를 비추는 '건강의 창'이기도 한 것입니다.

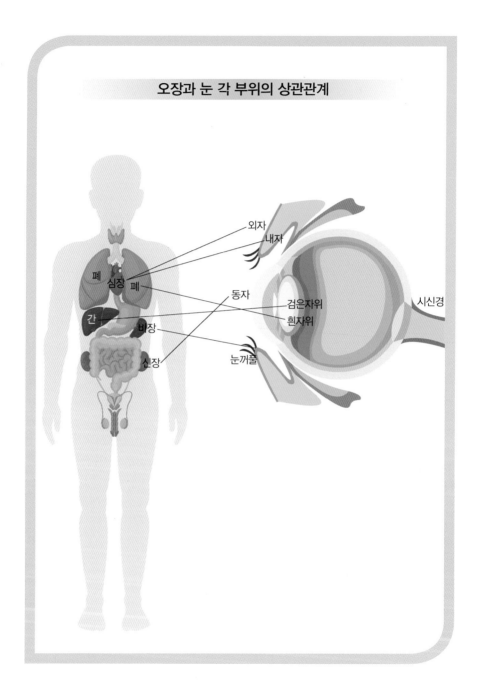

오장과 눈 각 부위의 상관관계

외자
내자
폐
심장 폐
동자
검은자위
흰자위
시신경
간
비장
눈꺼풀
신장

눈의 구조

| 눈은 무엇으로 이뤄져 있는가? |

'눈이 크다', '눈이 반짝인다', '아름다운 눈' 등의 표현에서, '눈'은 정확히 무엇을 말할까요? 안구, 정확히는 안구 전체에서 약 1/6 드러난 앞부분만을 가리킵니다. 의학적으로는 안구와 안부속기, 시신경 3개 영역을 통틀어 '눈'이라고 합니다. 정교하게 분화된 장기인 눈을, 이 3개 영역으로 분류해 살펴보기로 합니다.

1) 속이 채워진 공, 안구(眼球, Eyeball)

속칭 '눈알'이라 하는 부위, 안구는 지름 약 2.4cm의 공 모양을 지닙니다. 안구를 뜻하는 영어 'Eyeball'에도 공(Ball)이 들어있으며, 한자어 안구(眼球)의 '구(球)'도 '공'을 뜻합니다. 안구를 '속이 채워진 공'에 비유한다면, 공의 껍데기에 해당되는 부분은 '안구벽', 공의 속에 해당되는 부분은 '안구의 내용물'입니다.

① 3겹의 막으로 이뤄진 '안구벽'

안구벽은 외막, 중막, 내막 3겹의 막으로 이뤄져 있습니다. 우선, 안구벽에서 가장 바깥층을 이루는 '외막'은 섬유 성분으로 돼 있어서 '섬유막'이라고도 합니다. 외막의 앞쪽 1/6은 각막이, 나머지 부분은 공막이 차지하고 있습니다. 다음으로 안구벽의 중간층을 이루는 '중막'에는 혈관과 멜라닌색소가 다량 분포하고 있습니다. 그래서 이 중막은 '혈관막'이라고도 하며, 모양이 포도 껍질 같다고 해서 '포도막'이라고도 부릅니다. 중막은 홍채, 모양체, 맥락막으로 구성되는데 앞쪽에 홍채와 모양체가, 뒤쪽에 맥락막이 있습니다.

마지막으로 안구벽의 가장 안쪽에 위치한 '내막'은 '신경막'이라고도 합니다. 시신경이 분포하고 있기 때문입니다. 따라서, 아주 섬세한 부분입니다.

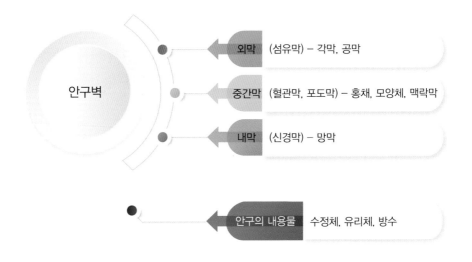

외막(섬유막) 중 '각막', 빛을 맞이하는 눈의 창문

각막은 외막의 앞쪽 1/6을 차지하는 곳으로, 안구에서 빛을 가장 먼저 수용하는 곳입니다. 빛이 통과하는 곳이라 투명하며, 혈관이 없습니다. 불투명하거나 혈관이 있으면 빛이 통과하는 데 방해가 되기 때문입니다. 따라서, 각막은 투명한 무혈관 조직으로 이뤄져 있습니다.

빛은 각막을 통해 들어올 때 한 번 굴절합니다. '굴절(屈折, Refraction)'이란, 쉽게 말해 '방향을 바꾸는 것'입니다. 빛은 각막과 수정체에서 한 번씩 굴절함으로써 망막을 향해 초점을 모읍니다. 따라서, 각막이나 수정체의 굴절력에 문제가 생긴다면, 빛의 초점이 정확히 망막에 모아질 수 없게 됩니다. 다시 말해, 망막 앞 또는 뒤에 초점이 모이게 되는 것입니다. 망막 앞에 초점이 모이는 경우를 '근시'라 하고, 망막 뒤에 초점이 맺히는 경우를 '원시'라 합니다. 근시, 원시 모두 굴절에 문제가 생겨 나타나는 현상이므로, 통틀어서 '굴절이상'이라 부릅니다. 이 굴절이상은 굴절력에 문제가 생길 때만 나타나는 현상이 아닙니다. 안구라는 공의 지름에 해당하는 '축'이 지나치게 길거나 짧을 때도 굴절이상이 생깁니다. 극장에 비유하면, 영상기사는 제대로 필름을 틀었는데 스크린이 움직여서 놓여야 할 자리보다 앞이나 뒤에 놓인 경우입니다. 이 경우, 영화는 스크린 위에 제대로 투사될 수 없겠지요.

각막과 수정체가 제대로 빛을 굴절시켜도 안축의 길이가 정상보다 길면(스크린이 원래 위치의 뒤에 설치되면), 초점이 망막 앞에 모아집니다. 그 결과, 근시가 나타나는 것입니다. 반대로, 안축의 길이가 정상보다 짧으면(스크린이 원래 위치의 앞에 설치되면), 초점이 망막 뒤에 모아질 수밖에 없습니다. 그 결과, 원시가 나타나는 것입니다.

각막을 깎아 시력을 교정한다

굴절이상(근시, 원시)을 바로잡는 수술이, 바로 라식(LASIK), 라섹(LASEK)등 시력교정수술입니다. 특히 근시는 굴절력 자체의 문제보다는 안축의 길이가 너무 길어서 나타나는 경우가 많으나 수술은 가장 바깥에 있는 각막을 얇게 깎아냄으로써 굴절력을 변화시켜 빛의 초점이 정확히 망막에 모이게끔 유도하는 것입니다.

라식(LASIK, Laser-Assisted in Situ Keratomileusis)

각막 표면에 얇은 각막 뚜껑, 절편(切片, Section)을 만들어 젖힌 후, 그 아래 각막 실질층에 레이저를 조사(照射, Irradiation)해 각막을 깎아 냄으로써 시력을 교정하고, 각막 뚜껑(절편)을 다시 덮어주는 수술법입니다. 각막 상피층과 보우만막(Bowman's membrane)의 손상이 없고 수술 후 통증도 거의 없으며, 회복이 빠르고 시력교정 효과가 높다는 장점이 있습니다.

라섹(LASEK, Laser-Assisted Sub-Epithelial Keratomileusis)

희석된 알코올을 사용해 각막상피편을 만든 후, 각막 실질에 레이저를 조사해 각막을 깎아냄으로써 시력을 교정하는 수술법입니다.

라식과 달리, 각막 뚜껑(절편)이라는 구조물을 만들지 않기 때문에 라식수술에 비해 시력회복이 다소 느리고 통증이 며칠간 지속될 수 있다는 단점이 있는 반면, 물리적 충격에 매우 강하다는 장점이 있습니다. 따라서 운동선수나 직업군인, 소방관 등 강한 육체적 활동을 하시는 분들에게 적절한 수술입니다. 라식에 비해 수술 후 잔여 각막을 충분히 (두껍게) 남길 수 있어 안전성도 뛰어납니다.

외막(섬유막) 중 '공막', 안구를 지키는 강력한 조직

안구벽의 외막에서 흰자위에 해당되는 부분입니다. 즉 안구벽 가장 바깥에 있는 막에서 눈동자에 해당되는 부분이 '각막'이며 그 나머지 부분, 흰자위에 해당되는 부분이 바로 이 '공막'입니다. 공막은 흰색으로 불투명하며, 아주 강하고 질긴 조직입니다. 그래서 안구벽 가장 바깥에서 안구를 보호하는 역할을 합니다.

중막(혈관막, 포도막) 중 '홍채', 빛을 조절하는 눈의 조리개

우리는 주위가 너무 어두워도, 너무 밝아도 사물을 제대로 보기 힘듭니다. 즉, 사물을 제대로 보려면 '적당히' 밝아야 합니다. 의학적으로 말하면, 각막을 통과한 빛을 적당한 양으로 조절해야 한다는 것입니다. 이렇게 안구에서 빛의 양을 조절하는, 즉 조리개 역할을 맡은 부분이 '홍채(虹彩, iris)'입니다.

'눈의 조리개', 홍채는 어디에 위치할까요? 안구에서 흔히 '애기동자'라고 하는 눈동자를 보면, 가운데 짙은 색깔의 동그란 부분과 그 주위를 도넛 모양으로 둘러싸고 있는 부분이 있습니다. 보편적인 한국인의 눈을 보면, 중심에 검고 동그란 원이 있고 그 주변에 갈색 빛깔 고리가 있습니다. 검고 동그란 원 부분은, 실상 뻥 뚫려 있는 구멍입니다. 그래서 이 부분을 '구멍 공(孔)'자를 써서 '동공(瞳孔)'이라고 부릅니다. 그리고 갈색 빛깔 고리가 바로 '홍채'로, 각막 바로 다음에 위치하고 있습니다.

그럼, 홍채는 어떻게 빛의 양을 조절할까요? 각막을 통해 들어온 빛은 눈동자의 중심에 뚫려 있는 구멍, 동공을 통해 안구 내부로 들어갑니다. 이때 홍채는 눈으로 들어오는 빛의 양이 많으면 홍채의 조리개근과 확대근이 이완하여 동공의 크기가 작아져 동공으로 들어오는 빛의 양을 줄이고, 눈으로 들어오는 빛의 양이 적으면 홍채의 조리개근과 확대근이 수축하여 동공의 크기가 커져 동공으로 들어오는 빛의 양을 늘립니다. 이렇게 이완 또는 수축을 통해 동공 안으로 들어가는 빛의 양을 조절하는 것입니다. 그래서 우리가 의식하지 못하는 사이 무조건 반사인 동공반사로 우리는 밝은 곳에서도, 어두운 곳에서도 잘 볼 수 있는 것입니다.

그 밖에 홍채가 하는 일들

홍채는 눈동자의 색을 결정합니다. '깊고 검은 눈동자', '사파이어처럼 파랗게 빛나는 눈동자' 같은 표현들을 문학작품 등에서 접할 수 있는데, 사실 이 눈동자의 색깔은 홍채의 색입니다. 인종별, 개인별로 눈의 색이 다른 것은 홍채 안에 있는 멜라닌(Melanin) 색소의 양이 각기 다르기 때문입니다.

홍채에 멜라닌 색소가 많으면 눈동자의 색이 짙어져 검은색에 가까워집니다. 반대로 멜라닌 색소가 적으면 눈동자 색이 옅어져 파란색에 가까워집니다. 즉 전형적인 백인의 특징인 '파란 눈'은 홍채 안에 멜라닌 색소가 적기 때문에 나타나는 모습입니다. 홍채는 진단에도 활용되는데, 앞서 언급한 '홍채진단법'이 여기에 해당됩니다. 또한 홍채는 인증, 보안의 도구로도 활용됩니다. 홍채 안에는 지문보다 더 다양한 패턴을 지닌 고유의 무늬가 있습니다. 이를 활용한 인증 체계가 '홍채인식(Iris recognition)'입니다.

중막(혈관막, 포도막) 중 '모양체',
이완, 수축으로 수정체의 두께를 조절하는 곳

중막에 속하는 모양체는, 안구의 내용물 중 하나인 수정체를 고리 모양으로

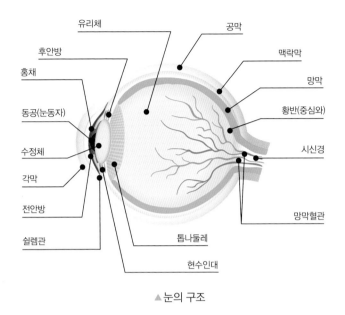

유리체
공막
후안방
맥락막
홍채
망막
동공(눈동자)
황반(중심와)
수정체
시신경
각막
전안방
망막혈관
쉴렘관
톱나둘레
현수인대

▲ 눈의 구조

둘러싸고 있습니다. 모양체에는 '모양체근'이라는 근육이 있는데, 이 모양체근은 항문의 괄약근처럼 이완 및 수축을 합니다. 모양체는 모양체근의 이완과 수축 기능을 활용해 수정체의 두께를 조절합니다.

　모양체와 수정체는 '모양체소대'라고 하는 띠에 의해 연결돼 있습니다. 따라서 모양체에 있는 모양체근이 사물과의 거리에 맞춰 이완 또는 수축을 할 때, 그에 맞춰 모양체소대도 수정체를 팽팽하게 잡아당기거나 느슨하게 연결합니다. 이런 작용을 통해, 모양체는 수정체를 두껍게도 만들고 또 얇게도 만드는 것입니다.

중막(혈관막, 포도막) 중 '맥락막',
빛을 차단하는 곳, 눈의 암실

사진을 현상하려면 어둠이 필요합니다. 정확히는 '어두운 방', 암실(暗室, Darkroom)이 필요합니다. 빛은 산란하는 속성이 있어서, 주위가 밝으면 분산돼 버리기 때문입니다. 그래서 뿌옇게 나온 '빛 들어간 사진'이 아닌, 선명한 사진을 현상하려면 암실이 필요합니다. 우리 눈에서 이 암실 역할을 하는 곳이 바로 맥락막입니다. 안구의 뒤쪽에 위치한 맥락막은, 수정체에서 초점이 맞춰진 빛이 분산되지 않도록, 외부에서 들어오는 빛을 차단해 줍니다.

내막(신경막) 중 '망막' 상이 맺히는 곳, 눈의 필름

망막은 우리 눈에서 최종적으로 상이 맺히는 곳입니다. 카메라의 필름과 같은 곳이지요. 망막은 안구의 가장 안쪽에 자리 잡고 있으며, 얇고 투명합니다. 망막에는 빛에 의한 자극을 받아들이는 시세포가 분포하고 있는데, 이 시세포로 인해 망막에 상이 맺힙니다.

빛은 일종의 자극입니다. '상이 맺히다'라는 것은 그 자극을 수용했다는 의미입니다. 안구의 다른 부분들은 그 자극이 통과하는 통로이며, 그 자극을 흡수하는 것은 다름 아닌 시세포입니다. 따라서 시세포가 분포한 망막에 사물의 상이 맺히는 것입니다.

그런데, 망막에 상이 맺힐 때는 위아래가 거꾸로 된 상이 나타납니다. 일명 '도립상(倒立像, Inverted image)이라 불리는 그 상은, 사람으로 치자면 발이 위에 올라가 있고 머리가 아래로 내려와 있는 셈입니다. 그럼에도 우리의 눈에 비치는 것은 위아래가 바뀌지 않은 올바른 상입니다. 이것이 어떻게 가능할까요?

그 이유는, 망막에 맺힌 상을 우리가 그대로 인지하는 것이 아니기 때문입니다. 시세포는 시신경과 연결돼 있습니다. 즉, 시세포가 빛에 의한 자극을 흡수하면 그것이 곧바로 시신경에 전달됩니다.

그러면 그 정보가 시신경을 타고 대뇌로 전해지는데, 이때 대뇌에서 사물의 상이 거꾸로 돼 있다는 사실을 인지하여 다시 상을 바르게 교정하여 인지하도록, 그리하여 우리가 인지하는 사물의 상은 위아래가 바뀌지 않은 올바른 모습인 것입니다.

② 안구의 내용물: 수정체, 유리체, 방수

'안구'라는 공의 내부에는 무엇이 있을까요? 안구의 내부는 빛의 초점을 맞추는 '수정체', 안구를 항상 공 모양으로 유지하는 '유리체', 안압과 밀접한 관계가 있는 '방수'로 채워져 있습니다.

안구의 내용물 중 '수정체' 초점을 맞추는 곳, 눈의 렌즈

각막과 홍채를 통과한 빛은, 동공이라는 구멍으로 들어가 수정체에 도달합니다. 홍채 바로 뒤에 위치한 수정체는, 각막에 이어 빛을 두 번째로 굴절시켜 초점을 맞추는 역할을 합니다. 즉, 카메라에 비유하자면 렌즈에 해당되며, 실제로 '수정체(水晶體)'를 뜻하는 영어가 '(Crystalline) lens'입니다. 수정체는 투명하며 말랑말랑한 조직으로, 탄성이 뛰어나 모양을 쉽게 바꿀 수 있습니다. 특히 사물과의 거리에 따라 두께가 바뀌는데, 눈이 사물과 가까워지면 그만큼 수정체의 두께가 두꺼워지고, 굴절력이 커집니다. 반대로, 먼 거리의 사물을 볼 때는 수정체의 두께가 얇아지고 굴절력이 감소합니다.

노안과 백내장은 어떻게 오는가

세월이 흐르면 우리의 몸은 나이가 들고, 모든 장기와 조직들이 노화합니다. 젊을 때는 유연했던 수정체가 늙어가면서 탄성이 떨어지는 것입니다. 수정체의 탄성이 떨어지면, 두께를 조절하는 힘과 굴절력도 떨어집니다. 결국 거리에 따른 초점 맞추기가 어려워지는데, 바로 이런 증상이 '노안'입니다. 노화 또는 자외선 등으로 인해 수정체의 색이 혼탁해지는 경우가 있습니다. 그러면 마치 안개가 낀 것처럼 앞이 뿌옇고 시야가 흐려집니다. 이 증상이 심해지면 앞을 볼 수 없게 되는데, 이처럼 수정체의 혼탁으로 인한 시력장애 질환을 '백내장'이라고 합니다.

안구의 내용물 중 '유리체',
안구의 형태를 지키는 젤(Gel)

'유리체(琉璃體, Vitreous body)'는 그 이름처럼 무색투명하며, 젤(Gel) 타입의 조직으로 안구의 대부분을 채우고 있는 내용물입니다. 수정체와 망막 사이에 위치한 유리체의 주요 역할은 빛을 통과시키고, 안구의 형태를 유지하는 것입니다. 만일 유리체가 없다면, 안구는 바람 빠진 축구공처럼 푹 꺼진 모양이 될 것입니다. 유리체의 성분은 99%가 물입니다. 또한 계속 생성되는 방수와 달리, 유리체는 평생 단 한 번만 생성됩니다.

눈앞에 모기, 날파리 등이 날아다니는 듯한 느낌을 받는 비문증(飛蚊症, '날파리증'이라고도 하나, 모기 문蚊을 씀)은 이 유리체와 연관이 깊습니다. 투명했던 유리체가 혼탁해지면, 그 혼탁물의 그림자가 망막에 비칩니다. 그래서 실재하지 않는 날파리, 모기 등이 날아다니는 듯한 내시(內視) 현상이 나타나는 것입니다.

안구의 내용물 중 '방수'

안압을 유지하는 눈속의 물

'방(房) 속의 물(水)'이라는 뜻의 '방수(房水)'는, '안구'라는 방 속을 채운 물처럼 투명한 액체입니다. 눈의 형태를 유지하고 각막과 유리체에 영양을 공급합니다. 이 역할을 한 번 끝낸 방수는, 배출구를 통해 빠져나갑니다. 이전의 방수가 있던 자리에는, 새로 생성된 방수가 들어찹니다. 이렇게, 방수는 평생 지속적으로 '생성-유출'의 과정을 겪습니다.

방수는 모양체에서 생성돼 전방각(앞방각)으로 빠져나갑니다. 전방각(앞방각)은 홍채와 각막이 만날 때 이루는 각을 일컫는데, 방수는 이 전방각을 통해 빠져나간 다음 모양체의 정맥으로 흘러들어갑니다. 만일 그 전방각이 막혀 있다면 어떻게 될까요? 당연히 방수는 빠져나갈 수가 없게 됩니다. 그러면 안압이 높아져 녹내장 등의 질환을 초래하는 것입니다.

'안압(眼壓)'이란, 안구 내부의 압력을 말합니다. 안구의 모양을 일정하게 유지하려면, 일정한 값의 압력이 필요합니다. 안압은 방수의 지속적인 생성과 유출을 통해 일정한 값으로 유지됩니다. 그런데 방수가 제대로 배출되지 못하면, 균형이 깨져 안압이 상승하게 됩니다.

안압이 상승하면 시신경이 눌리고, 시력장애가 일어납니다. 심해지면 실명까지 될 수 있는데, 이 무서운 질환이 바로 녹내장입니다. 아직 녹내장의 원인은 명쾌하게 '이것'이라고 밝혀진 바는 없습니다. 하지만, 앞에서 설명했듯 안압 상승이 시신경 손상을 일으키고, 녹내장을 초래한다는 것은 일반적인 견해입니다.

2) 눈에 딸린 기관들, 안부속기(眼附属器)

① 안구가 사는 곳, 안와(眼窩, Orbit)

안구는 두개골에 위치하고 있습니다. 유쾌한 상상은 아니겠지만, 해골을 떠올려볼까요? 해골에는 구멍이 여럿 있는데, 안와는 그 구멍들 중에서 눈, 즉 안구가 위치하는 곳에 뚫린 구멍을 가리킵니다. 그래서 '안구가 거하는 집, 또는 굴'이라는 뜻의 '안와(眼窩)'라는 명칭이 붙은 것입니다.

척추에는 뼈마디마다 척추사이원반, 추간판(椎間板 , Intervertebral disc)이 자리하고 있습니다. 추간판의 역할은 완충지대, 즉 척추에 충격에 가해져도 뼈와 뼈가 서로 직접 충돌하지 않도록 하는 것입니다. 안구와 안와 사이에도 이 같은 완충지대가 존재합니다. 그 역할은 지방(脂肪, Fat)이 맡고 있습니다. 지방층은 안구가 안와, 즉 두개골에 직접 충돌하지 않도록 중간에서 쿠션 역할을 합니다.

② 눈물로 눈을 씻어주는 결막(結膜, Conjunctiva)

결막은 안구와 안검(눈꺼풀)을 결합하는 점막입니다. 결막은 눈물의 성분인 점액을 분비하는데, 눈꼽의 정체는 이 점액이 말라붙은 것입니다.

결막 내부에는 모세혈관과 림프관이 발달해있으며, 지각신경섬유가 많이 분포하고 있습니다. 따라서 결막은 작은 이물질에도 민감한 반응을 보입니다. 먼지 등 이물질이 침투하면, 결막은 눈물을 다량 분비해 눈을 씻어냄으로써 각막과 공막을 보호합니다. 결막은 외부와 쉽게 접촉하는 탓에, 안과질환이 흔히 발생하는 곳이기도 합니다.

③ 안구를 보호하는 눈꺼풀, 안검(眼瞼, Eyelid)

속칭 '눈꺼풀', 안검은 안구 앞부분을 덮고 있는 2장의 피부를 말합니다. 아래, 위 2장으로 돼 있으며 덮인 피부에는 모두 눈썹이 달려 있습니다. 안검은 밖에서 눈에 해로운 빛과 먼지가 안구에 들어갈 수 없도록 막아 안구를 보호합니다. 그리고 깜빡임을 통해 안구를 깨끗하게 유지합니다.

안검에는 눈을 깜빡이는 근육이 있고, 그 근육을 움직여 안검이 깜빡이면 눈물샘에서 분비된 눈물이 안구를 쓸어주는 것입니다. 눈물은 안구 표면을 촉촉하게 유지해주며, 라이소자임(Lysozyme)이라는 효소로 살균작용도 합니다. 이렇게 안검은 눈물을 통해 눈의 청결을 책임지고 있습니다.

안검의 안쪽에는 앞서 언급한 결막이 자리 잡고 있습니다. 안검은 결막에서 분비하는 점액을, 깜빡임을 통해 각막에 칠해주기도 합니다. 각막이 건조해지지 않도록 예방조치를 취하는 것입니다.

④ 안검과 안구를 움직이는 근육,
외안근(外眼筋, Extraocular muscle)

안구의 밖에 부착된 '외안근'은 안검과 안구의 움직임을 관할하는 기관입니다. 물론 안구 밖에 외안근이 있듯, 안구 안에는 내안근((內眼筋)이 있습니다. 내안근은 동공과 수정체의 움직임에 관여하며 자율신경의 지배를 받습니다. 앞서 설명한, 수정체의 두께를 조절하는 모양체근도 내안근에 속합니다.

외안근은 안와의 벽에서부터 안구까지 붙어있기에, 안검과 안구의 움직임 모두를 관장할 수 있습니다. 안구 하나에 4개의 직근과 2개의 사근이 부착돼 있는데, 이것이 모두 외안근입니다. 안구가 여러 방향으로 자유롭게 움직일 수 있는 것은, 이 6개 근육의 공동작용 덕분입니다. 그밖에 안구의 움직임과는 무관하지만, 상안검(위 눈꺼풀)을 들어올리는 상검거근(上瞼擧筋, 눈꺼풀올림근)도 외안근의 일부로 봅니다.

⑤ 눈물을 생산 및 운반하는 곳, 눈물기관

말 그대로 눈물을 생산하고 운반하는 기관으로, 일명 누기(淚器)라고도 합니다. 눈물을 생산하는 눈물샘, 눈물선(누선 淚腺)과 눈물을 운반하는 길, 눈물길(누도 淚道)로 구성됩니다. 눈물길은 연속된 관 형태로 이뤄져 있습니다.

안와 바깥쪽에 있는 눈물선에서 만들어진 눈물은, 눈물길을 지나 위 눈꺼풀에 있는 결막낭에 모입니다. 이어 안검의 깜빡임과 함께 분비돼, 안구 표면을 적십니다. 이렇게 안구 표면을 적신 눈물은 두 개의 작은 구멍으로 흘러 들어갑니다. 이 구멍이 눈물점 즉 누점(淚點)으로, 위 아래 눈물소관(누소관 淚小管)과 연결돼 있습니다.

눈물점으로 흘러들어간 눈물은 눈물소관을 지나 눈 옆에 있는 눈물주머니(누낭 淚囊)에 모입니다. 눈물주머니에 모인 눈물은 눈물주머니 하단에 있는 가느다란 코눈물관(비루관 鼻淚管)을 지나, 아래콧길인 하비도(下鼻道)로 흘러갑니다. 울며 눈물을 흘리면, 콧물이 함께 나오는 것은 이 때문입니다. 눈물은 울 때 많이 나오지만, 울지 않아도 조금씩, 꾸준히 나옵니다. 양쪽 눈에 있는 각각의 눈물선에서 매일 약 0.6㎖씩 생성되는 것으로 알려져 있습니다. 이 눈물은 안구의 보호와 청결을 위한 것입니다.

3) 제2의 뇌신경, 시신경

시신경은 시각을 담당하는 지각신경으로, 약 60~80만 개의 신경섬유로 이뤄져 있습니다. 이 신경섬유들은 망막의 신경절에서 나와, 대뇌의 시신경 교차부를 통해 대뇌와 연결됩니다. 따라서, 시각 성립의 최종 단계는 대뇌에서 이뤄집니다. 앞서 '망막' 부분에서 언급했듯 망막에 상이 맺힐 때는 위아래가 뒤바뀐 상태로 맺힙니다. 그럼에도 우리가 사물의 상을 제대로 인지할 수 있는 이유는, 이 시신경의 역할 덕분입니다.

영상신호가 시신경을 타고 대뇌로 전해지면, 대뇌에서 위아래가 뒤바뀌었다는 사실을 감지합니다. 그래서 우리가 최종적으로 사물의 상을 인지할 때는, 위아래가 바뀌지 않은 모습을 보는 것입니다. 시신경은 대뇌에서 나온 신경의 일종이므로, '제2뇌신경'이라고도 부릅니다.

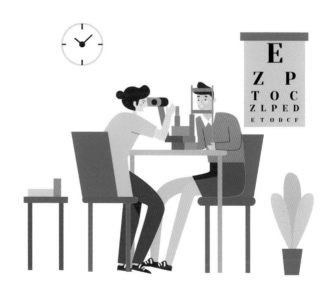

눈과 시력

| 보는 힘, '시력(視力)'에 대해 |

1) 시력의 종류와 오해

① 정상시력은 1.0, 기준은 '교정시력'

눈의 대표적인 기능은, 물론 '보는' 것입니다. 시력(視力, Vision)은 육안을 통해 사물을 볼 수 있는 능력을 말합니다. 시력은 우선 중심시력과 주변시력으로 분류되는데, 안과에서 측정하는 시력은 중심시력을 가리킵니다.

중심시력

중심시력은 황반을 통해 볼 수 있는 능력을 말합니다. 황반은 망막의 중심부를 지칭하는데, 그곳에는 시세포가 밀집해 있습니다. 시세포 중에서도 특히 색을 구별하는 원뿔세포가 밀집해 있으므로, 황반에는 상이 선명하게 맺힙니다. 우리가 사물의 윤곽과 색을 뚜렷하게 볼 수 있는 것은, 빛의 초점이 망막의 중심부인 황반에 정확히 맺히기 때문입니다.

주변시력

주변시력은 망막에서 황반을 제외한 나머지 부분, 즉 주변부가 담당하는 시력입니다. 중심시력이 사물의 또렷한 윤곽과 색을 식별할 때, 주변시력은 사물의 대략적인 크기나 모양, 움직임 등을 식별합니다.

앞서 언급했듯, 안과에서 측정하는 시력은 중심시력을 말합니다. 이 중심시력은 다시 '나안시력'과 '교정시력'으로 분류됩니다.

나안시력

맨눈 상태의 시력을 말합니다. 즉 안경 또는 콘택트렌즈 착용이나, 약물 처방 등 '교정' 없이 측정한 시력을 가리킵니다.

교정시력

안경 또는 콘택트렌즈를 착용하는 등 '교정'을 위한 처방을 한 상태에서 측정한 시력을 가리킵니다.

시력은 1.0 이상이면 정상으로 봅니다. 그런데, 이때의 기준은 나안시력이 아니라 교정시력입니다. 나안 상태에서 1.0 이상이 나온다면 물론 좋겠지요. 하지만, 나안시력이 1.0 미만이더라도 안경이나 콘택트렌즈 착용 등 '교정'을 통해 1.0 이상이 나온다면, 일상생활에 지장이 없기 때문입니다.

② '마이너스 시력'이라는 오해

"내 눈은 아주 나빠. 시력이 마이너스거든."

흔히 들을 수 있는 이 말은, 실상 틀린 말입니다. 시력에는 마이너스가 없기 때문입니다. 앞서 말했듯 정상 시력은 1.0입니다. 1.0 미만의 경우에는 0.6, 0.4처럼 소수점으로 표시합니다.

'마이너스 시력'이라는 오해는, 아마 안경점에서 붙인 부호에서 비롯됐을 것입니다. 볼록렌즈 앞에는 '+(플러스)'를 붙이고, 오목렌즈 앞에는 '-(마이너스)'를 붙여 구분했는데, 근시 교정에는 오목렌즈를 활용합니다. 즉, 오목렌즈 안경을 쓰는 사람들이 이 '-(마이너스)' 부호를 보고 '마이너스 시력'이라는 오해를 하게 된 것으로 보입니다.

또한, 시력이 0.2라고 해서 안경도수가 0.2인 것은 아닙니다. 안경의 도수는 0.2의 시력을 정상시력인 1.0으로 끌어올리기 위한 렌즈의 굴절도를 뜻합니다. 그 단위는 디옵터(D)로 표시됩니다.

2) 시력 이상, 그 유형과 원인

사물을 제대로 보려면, 빛이 각막과 수정체에서 적절하게 굴절되면서 정확히 망막에 초점이 맞춰져야 합니다. 이 모든 조건이 충족돼, 보는 데 이상이 없는 시력상태를 정시(正視, Normal vision)라고 합니다.

반면, 그에 반해 빛의 초점이 망막에 맺히지 못해, 제대로 보지 못하는 시력상태를 '비정상시'라고 합니다. 비정상시에는 근시, 원시, 난시 등 굴절이상과 노안, 약시 등이 포함됩니다.

① 가장 흔한 시력 이상, 근시(近視, Myopia)

근시(近視)는 가까이(近) 있는 것은 잘 보지만, 멀리(遠) 있는 것은 잘 보지 못하는 시력상태를 말합니다. 이는 망막에 맺혀야 할 상이 망막보다 앞쪽에 맺히는 굴절이상에서 비롯된 증상입니다.

근시의 대부분은 축성근시(軸性近視, Axial myopia)에 해당되는데, 이는 안구측이 너무 길어서 나타나는 근시입니다. 한편 굴절성 근시(屈折性近視, Refractive myopia)는 각막 또는 수정체의 굴절력이 너무 강해서 나타납니다. 근시의 원인은 다양합니다. 선천적으로는 유전적 요인이 있습니다. 후천적으로는 생활습관을 꼽을 수 있는데 대표적으로는 장시간 컴퓨터 작업을 하거나 스마트폰, TV등을 시청하는 행위가 근시를 유발할 수 있습니다.

근시는 대개 7~8세 무렵 나타나기 시작해, 신체의 성장이 완료되는 18~20세까지 진행됩니다. 신체가 성장하면서 안구도 커지기 때문에, 안구축이 길어지면서 축성근시가 나타나는 것입니다. 근시 때문에 안경을 착용하는 사람들은, 사춘기 때 자꾸 바뀌는 시력 때문에 안경 렌즈를 자주 갈아야 했던 기억이 있을 것입니다. 따라서, 시력교정수술은 신체의 성장이 완료되는 20세 이후에 하는 게 좋습니다. 성장기에 시력교정수술을 하면, 신체가 성장하면서 시력도 수시로 변화하기 때문에 수술의 효과가 사라지기 때문입니다.

② 근시와 반대 현상, 원시(遠視, Hyperopia)

원시(遠視)는 근시와 반대로, 멀리(遠) 있는 것은 잘 보지만, 가까이(近) 있는 것은 잘 보지 못하는 시력상태를 말합니다. 역시 근시와 반대로, 사물의 상이 망막의 뒤쪽에 맺히는 굴절이상에서 비롯된 증상입니다. 각막이나 수정체의 굴절력이 너무 약해 나타나는 굴절성 원시(屈折性遠視, Refractive hyperopia), 그리고 안구축의 길이가 너무 짧아서 나타나는 축성원시(軸性遠視, Axial hyperopia)가 있습니다.

근시 교정에는 오목렌즈를, 원시 교정에는 볼록렌즈를 활용합니다. 오목렌즈는 빛을 퍼트리고, 볼록렌즈는 빛을 모으기 때문입니다. 따라서 망막보다 상이 앞에 맺히는 근시에는 빛을 퍼트리는 오목렌즈를, 망막보다 상이 뒤에 맺히는 원시에는 망막으로 초점을 끌어올 수 있도록 볼록렌즈를 쓰는 것입니다.

③ 사물이 둘로 보여! 난시(亂視, Astigmatism)

망막의 앞뒤에 상관없이, 빛의 초점이 두 개 맺히는 굴절이상을 '난시'라고 합니다. 따라서 난시가 발생하면, 사물이 이중으로 보여서 눈이 쉽게 피로하며 두통을 유발하기도 합니다. 난시는 각막이나 수정체의 표면 한쪽이 찌그러져 있어서 빛의 초점을 제대로 한 곳으로 모으지 못해 나타나는 굴절이상입니다. 선천적으로 각막이나 수정체의 표면이 매끄럽지 못하거나, 후천적으로 상처를 입었을 때 발생할 수 있습니다. 눈을 비비는 습관도 각막이나 수정체의 표면을 손상시켜 난시를 유발할 수 있으며, 라식수술의 후유증으로 난시가 발생하는 경우도 있습니다.

난시는 정난시(正亂視, Regular astigmatism)와 부정난시(不正亂視, Irregular astigmatism)로 분류하는데, 보통 난시라고 하면 정난시를 말합니다. 정난시 중에서 각막의 표면에 문제가 있어서 발생하는 증상을 각막난시, 수정체의 표면에 문제가 있어서 발생하는 증상을 수정체난시라고 합니다. 보통 정난시는 각막난시와 수정체난시가 혼합돼 있습니다. 정난시는 각막이나 수정체의 표면이 한쪽 방향으로 일정하게 찌그러져 있어서 굴절이상을 나타내면서도 규칙성을 지닙니다. 반면, 부정난시는 각막이 매끄럽지 못하고 울퉁불퉁하거나 혼탁한 상태일 때 발생하므로 굴절도 불규칙하게 합니다. 따라서 정난시는 안경으로 교정이 가능하나, 부정난시는 하드렌즈 등을 활용해야만 교정할 수 있습니다.

④ 눈이 예전 같지 않아! 노안(老眼, Presbyopia)

가까운 곳의 사물은 또렷하게, 먼 곳의 사물은 흐릿하게 보이는 것은 수정체의 움직임 덕분입니다. 수정체가 사물과의 거리에 따라 두께를 조절함으로써 굴절력에 변화를 일으키는 것입니다. 즉 가까운 거리의 사물을 볼 때는, 수정체가 두꺼워짐으로써 굴절력이 커져 사물을 또렷이 볼 수가 있습니다. 반대로 먼 거리의 사물을 볼 때는 수정체가 얇아져서 굴절력이 약화돼 사물이 흐릿하게 보이는 것입니다. 나이가 들면서 수정체의 탄성이 떨어지고, 두께 조절력도 떨어집니다. 그래서 40대 이후에는 눈앞이 침침해지고 가까운 거리의 사물이 잘 보이지 않게 되는데, 이런 현상을 '눈이 늙는 것', 즉 '노안(老眼)'이라고 합니다.

⑤ 한쪽 눈이 너무 나빠! 약시(弱視, Amblyopia)

약시는 안구 자체에는 이상이 없는데 시기능이 떨어지는 경우입니다. 약시의 경우, 안경이나 콘택트렌즈로 시력이 잘 교정되지 않습니다. 또한, 대개 한쪽 눈의 시력이 다른 쪽에 비해 많이 떨어집니다.

약시의 원인은 유전처럼 선천적 요인도 있고, 후천적 요인으로는 간(肝),신(腎) 기능의 약화로 인한 영양의 불균형과 턱관절과 경추의 불균형으로 인한 시신경으로의 혈류의 장애를 들 수 있습니다. 약시를 지닌 사람들은 어릴 때 시력이 제대로 발달하지 못한 경우가 많습니다. 따라서 조기발견과 치료, 즉 부모의 역할이 매우 중요합니다. 만일 자녀가 이상 징후를 드러낸다면, 즉시 안과에서 정밀검사를 받게 해야 합니다.

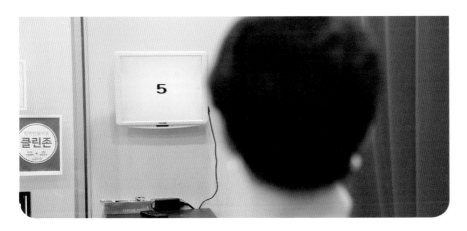

part 2

눈 질환에 대한
한의학적 관점과 진단

서양의학은 눈 질환을 어떻게 다룰까?

한의학은 병을 어떻게 바라보고 고칠까?

한의학에서는 눈을 어떻게 보고 고칠까?

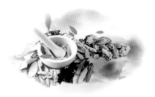

서양의학은 눈 질환을 어떻게 다룰까?

| 서양의학에서는 눈 질환을 어떻게 진단하며 치료할까요? |

　얼마 전 방영한 김혜수 주연의 시대극에서, 세자가 갑자기 쓰러지는 장면이 충격적이었는데요. 어의가 진단한 세자의 병명은 '혈허궐(血虛厥)'. 혈허(血虛)는 혈의 쇠약을, 궐(厥)은 갑자기 정신을 잃고 쓰러지는 것을 뜻합니다. 즉, 피가 부족하거나 허하여 갑자기 쓰러지는 병을 말합니다.

　한의학에 대해 설명하려면, '혈허(血虛)', '음허(陰虛)', '열증(熱證)', '실증(實症)' 등 한자로 이뤄진 용어부터 시작해야 합니다. 이는 많은 분들이 한의학을 서양의학보다 낯설고 어렵게 느끼는 이유 중 하나일 것입니다. 따라서 낯설고 어려운 한의학에 대한 설명에 앞서, 많은 분들에게 좀 더 익숙할 서양의학의 관점과 진단에 대해 설명하도록 하겠습니다. 비교를 통해 이해를 돕고자 함입니다. 서양의학에서는 눈 질환을 어떻게 바라보고, 또 어떻게 진단하며 치료할까요?

1) 서양의학에서는 '병명'이 중요하다

서양의학에서는 치료에 앞서, 병명이 결정돼야 합니다. 치료법도 병명에 따라 결정되기 때문입니다. 서양의학에서는 환자가 찾아오면 우선 증상을 들어보고 관련 검사들을 실시합니다. 그런 다음, 검사에서 나온 비정상 수치들을 종합해 병명을 가립니다. 치료는 이때 시작됩니다. 즉, 검사에서 나타난 비정상 수치들이 특정 질병의 진단기준에 부합한다고 밝혀진 다음 치료가 시작되는 것입니다.

어떤 사람이 어느 날부터 눈앞이 뿌옇고 주변 사물이 잘 보이지 않습니다. 그 사람이 병원을 찾으면, 증상을 들은 의사는 먼저 안압을 잴 것입니다. 안압을 잰 다음에는 안저 검사와 시야 검사를 할 것입니다. 안저 검사는 시신경의 손상 여부와 그 정도를 파악하기 위해, 시야 검사는 시력장애 정도를 측정하기 위한 검사입니다. 그리고 치료방침을 결정하기 위한 전방각경 검사도 실시할 것입니다.

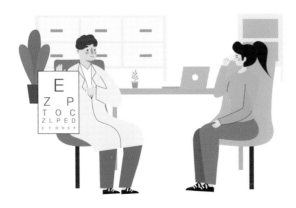

이 모든 검사는 녹내장이 의심될 때 실시합니다. 모든 검사가 끝나면, 의사는 각각의 검사결과를 종합해 최종적으로 녹내장인지 아닌지를 판단합니다. 환자가 겪는 증상들은, 위에 열거한 절차를 거친 후에야 하나의 병명으로 차트에 기록됩니다. 그리고 차트에 '녹내장'이라고 적히는 순간부터 치료법이 결정됩니다.

그런데, 중요한 사실이 하나 있습니다. 이 모든 과정에서 환자 개개인의 체질적인 특성은 반영이 되지 않는다는 것입니다. 환자가 마른 체형이든 통통한 체형이든, 평소 땀을 많이 흘리든 적게 흘리든 병명이 같으면 똑같은 약물이 처방된다는 것입니다. 이 방법은 치료법이나 약물에 대한 효과를 집계하기에 편리하며, 집단적인 치료를 할 때도 용이하다는 장점이 있습니다. 하지만, 환자 개개인의 체질적 특성이 반영이 되지 않는 것이 단점입니다. 따라서 사람에 따라 치료법이 잘 들지 않기도 하고, 부작용이 발생하기도 합니다.

2) 서양의학의 강점과 한계는?

서양의학이 '병명'을 중요시하는 이유는, 질병을 철저하게 해부학적 관점에서 대하기 때문입니다. 녹내장을 예로 들어보겠습니다. 서양의학에서는 그 문제를 어디까지나 '눈'만의 문제로 봅니다. 다른 장기나 조직과의 연계성은 접어두고, '눈'만 파고드는 것입니다. 녹내장의 진단이 나오면, 즉각 안압을 낮추기 위한 조치들을 취합니다. 이렇게 서양의학에서 내리는 처방은, 당장의 증상들을 가라앉히는 데는 효과적입니다.

그러나, 안압이 높아졌다면, 혹은 높지 않은 안압에도 시신경이 손상됐다면 그런 사태를 야기한 원인이 있을 것입니다. 시신경이 약해서일 수도 있고, 눈속에서 어떤 균형이 깨짐으로써 안압의 상승이라는 결과가 나타났을 수도 있습니다. 혹은 신체의 특정 부위의 불균형으로 인해 눈까지 악영향이 미쳤을 수도 있습니다. 이럴 경우라면, 그에 대한 치료는 눈과 몸의 깨진 균형의 회복에 초점을 맞춰야 합니다. 이렇게 문제의 근본적인 원인을 찾아 그에 맞춰 치료를 하는 것은, 질병을 전인적(全人的) 관점에서 바라볼 때 가능한 것입니다.

서양의학이 '병명'을 중요시하는 이유는, 질병을 철저하게 해부학적 관점에서 대하기 때문입니다. 녹내장을 예로 들어보겠습니다. 녹내장의 경우 양방에서는 안압 조절에만 신경을 쓰며 정상 안압 녹내장의 경우에는 진행되는 시신경의 손상을 막을 방법이 없는 것이 현실입니다. 한의학적으로는 최근에 녹내장이 젊은 층을 비롯하여 많이 증가된 원인으로 근거리 작업 시간 증가, 만성 스트레스, 경추 부위 긴장 등이 영향을 미쳤다는 것까지 고려하여 환자를 치료합니다.

위와 같은 경우는 임상적으로는 대개 간기울결(肝氣鬱結)에 해당하는 경우가 많으며, 이에 눈 자체의 순환 장애에 초점을 두고 이런 정체된 상태를 해결해 줄 수 있는 행기(行氣,) 행수(行水) 등과 같은 한의학적 방법으로 신체 전반을 보고 치료합니다.

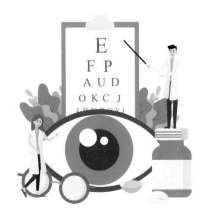

한의학은 병을 어떻게 바라보고 고칠까?

| 서양의학의 '병명'과 한의학의 '증' |

한의학에서는 어떻게 병을 바라보고 치료할까요?

서양의학이 병명을 결정한 후 치료를 시작한다면, 한의학에서는 '증(證)'을 결정한 후 치료를 시작합니다. '증'이란 환자의 증상(전신증상과 국소증상을 아우릅니다)과 병의 진행 정도, 환자의 체질과 체격, 체력과 연령 등을 음양표리와 한열허실과 같은 잣대로 종합분석한 것을 말합니다. 즉, 환자의 전반적인 몸 상태와 조건들을 한의학적 관점으로 파악한 결과가 바로 '증'입니다. 그렇다면, 서양의학의 '병명'과 한의학의 '증'은 어떻게 다른 것일까요? 예를 들어 설명하겠습니다. 여기 5년째 당뇨를 앓고 있는 두 사람이 있습니다. 그들의 '병명'은 '당뇨'로 같습니다. 하지만, 둘은 다른 사람이니 각자의 체질과 체력도 다르겠지요. 그들에게서 나타나는 증상은 어떨까요? 5년째 같은 병, 당뇨를 앓고 있으니 증상도 똑같을까요? 답은 물론 '아니다'입니다.

각기 다른 체질과 체력을 지닌 만큼, 병에 대한 저항력은 다를 수밖에 없습니다. 한의학에서는 이런 차이를 반영해, 같은 병을 앓고 있다 해도 각각 다른 '증'을 진단합니다. 서양의학은 '병명'을 도출하기 위해 각종 '검사'를 실시합니다. 한의학에서는 '증'을 도출하기 위해 다음과 같은 방법을 사용합니다

1) 보고 듣고 묻고 짚는다, 사진(四診)

전통적으로 한의학에서 쓰는 진단법은 사진(四診)입니다. '네 가지 방법으

로 진찰한다'라는 뜻의 사진은 망(望), 문(聞), 문(問), 절(切)로 나뉩니다. 보고, 듣고, 물어보고, 맥을 짚어서 질병에 대한 각종 정보를 수집하는 것입니다.

① 겉모습을 보며 진찰하기, 망진(望診)

눈으로 보면서 진찰하는 방법입니다. 얼굴 색, 피부의 윤기, 정신 상태, 혀의 설태, 몸의 전체 및 각 부위의 상태를 관찰합니다. 당장 보이는 피부색만으로도 열이 많고 적음을 가늠할 수 있습니다. 예를 들어 피부색이 검붉으면 몸에 열이 많고, 피부색이 희고 창백하면 대체로 몸이 찹니다. 망진은 이런 식으로 환자를 일단 눈으로 관찰하면서 필요한 정보를 수집하는 방법입니다.

② 소리와 냄새로 진찰하기, 문진(聞診)

환자에게 나타나는 소리나 냄새 등을 통해 질병을 진찰하는 방법입니다. 환자의 숨소리, 기침소리, 발음 등을 듣고 입 냄새 등 몸에서 나는 냄새를 맡음으로써 환자의 상태를 파악하는 것입니다.

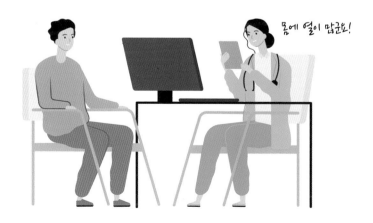

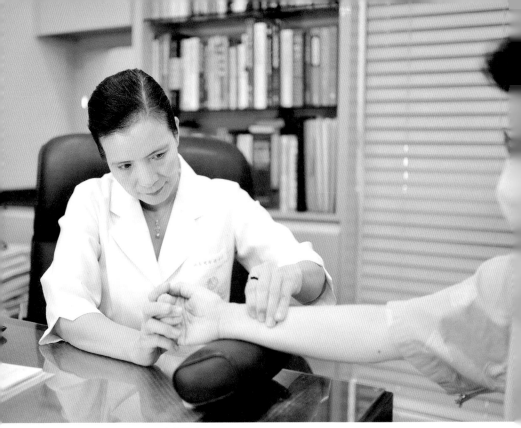

▲환자를 맥진하는 하미경 원장

③ 물어보고 진찰하기, 문진(問診)

앞의 문진과 한글은 같지만, 한자가 다릅니다. '물을 문(問)'를 보면 짐작할 수 있듯 문진은 환자나 그 보호자에게 환자의 증상 등을 직접 물어보고 진찰하는 방법입니다. 질병의 발생 및 진행 과정, 치료 경과와 현재의 증상 등 질병과 관련된 여러 가지를 질문함으로써 병에 대한 정보를 수집합니다.

문진은 특히 자각 증상만 있고 객관적인 신체 증상이 미미하거나, 심적 스트레스 등 정서적 요인에 의해 나타나는 질병을 진찰할 때 꼭 필요한 진찰법입니다.

④ 맥을 짚어 진찰하기, 절진(切診)

많은 분들이 한의원 진료 중 흔히 떠올리는 것이 아마 '진맥'일 것입니다. 진맥은 절진의 일종입니다. 절진이란 의사가 직접 환자의 신체를 접촉함으로써 필요한 자료를 얻어내는 진단법으로, 맥진(진맥)과 안진으로 나뉩니다.

맥진(진맥)은 의사가 환자의 손목에 있는 동맥의 박동 부위를 손으로 누르는 것입니다. 맥의 위치, 속도, 형태, 박동력에 따라 27가지로 분류됩니다. 안진(按診)은 의사가 손으로 환자의 신체 표면을 만지거나 더듬거나 눌러서 환자의 상태를 가늠하는 진단법입니다.

2) 진단의 여덟 가지 기준, 팔강(八綱)

한의사는 사진(四診)을 통해 수집한, 질병에 대한 종합적인 정보를 여러 기준을 통해 분석합니다. '증(證)'을 진단하고 치료원칙을 정하기 위함이고, 이렇게 분석을 통해 '증'을 진단하는 단계를 한의학에서는 변증(辨證)이라 합니다.

변증에는 팔강변증(八綱辨證), 육경변증(六經辨證), 장부변증(臟腑辨證), 기혈변증(氣血辨證), 사상체질변증 등 여러 가지가 있습니다. 그 중 가장 널리, 그리고 가장 중요하게 쓰이는 진단법이 팔강변증입니다.

팔강(八綱)은 '증(證)'을 구분하기 위한 여덟 가지 분석 기준으로 음양(陰陽), 표리(表裏), 한열(寒熱), 허실(虛實)이 여기에 해당됩니다.

① 우주와 팔강의 기본 이치, 음양(陰陽)

한국인이라면 '음양'은 많이 들어봤을 것입니다. 3천 년 역사를 지닌 한의학뿐만 아니라 한의학의 뿌리가 되는 동양사상에서 음양은 아주 중요한 개념입니다. 이렇게 익숙한, 그리고 중요한 음양에 대해 다시 한 번 짚고 넘어가기로 합니다. 음양은 우주 만물을 이루고, 그것을 운용하는 두 가지 이치를 뜻합니다. 그 두 가지 이치는 대립되는 개념으로, 삼라만상의 모든 변화는 바로 이 음양의 기운에 의해 일어납니다.

인간의 몸은 '소우주(小宇宙)'입니다. 따라서 우리의 몸에도 음양이 존재하겠지요. 일례로 오장은 음에, 육부는 양에 속합니다. 우리 몸의 변화도 이 음양의 기운에 의해 일어납니다. 우리 몸에서 '건강'이라는 꽃이 활짝 피어날 때는, 당연히 이 두 가지 이치가 서로 잘 조화를 이뤘을 때입니다. 반대로, 병은 그 음양의 조화가 깨졌을 때 나타나겠지요.

음양에서 음(陰)은 우주만물에서 여성적인 면, 즉 조용하고 소극적이며 차가운 측면을 상징합니다. 반대로 양(陽)은 우주만물에서 남성적인 면, 다시 말해 활동적이고 능동적이며 뜨거운 측면을 상징하지요. 그에 따라 질병도 음성(陰性) 경향이 강한 것은 통틀어서 '음증(陰證)'이라 하고 양성(陽性) 경향이 강한 병은 통틀어서 '양증(陽證)'이라 합니다.

음증은 그 증상이 표면으로 잘 드러나지 않고 잠복해 있기 일쑤입니다. 대체로 신진대사가 활발하지 않으며 맥도 잘 잡히지 않습니다. 그래서 음증을 보이는 사람들은 손발이 차갑고 피부색이 창백한 편이며 추위를 많이 탑니다.

반면, 양증은 증상이 표면으로 잘 드러납니다. 염증, 발열, 안면홍조, 기침, 구갈, 통증 등으로 적극적으로 표현됩니다. 양증을 보이는 사람들은 대체로 신진대사가 활발하고 맥도 잘 잡힙니다. 그리고 그 자신이 열감을 느낍니다.

우주를 움직이는 기본 이치인 음양은, 팔강에서도 기본 이치로 통해 나머지 여섯 항목들을 통솔합니다. 표리, 한열, 허실도 각각 음양으로 나뉩니다. 표증, 열증, 실증은 '양'에 속하고 리증, 한증, 허증은 '음'에 속합니다.

② 겉만 아픈가, 속도 아픈가? 표리(表裏)

한자 그대로 풀이하면 '겉과 속'이라는 뜻입니다. 이때 '겉(表)'은 피부를 가리키며 '속(裏)'은 장부를 가리킵니다. 표리는 한 마디로 겉만 아픈지, 아니면 속병까지 났는지를 판단하는 기준입니다. 겉만 아프면 '표증(表證)', 속병까지 나면 '리증(裏證)'이라 합니다.

만약 감기에 대체로 열이 나고 전신이 쑤시고 목이 따가우며 두통이 있고 찬바람을 싫어하면 표증으로 봅니다. 반면 감기 진행중에 종종 열감과 갈증을 느끼며 설사, 구토, 복통, 경련 등의 증상을 보이고 탈수와 고열 등으로 의식을 잃거나 하면 리증으로 봅니다.

③ 차가운가, 뜨거운가? 한열(寒熱)

어떤 사람이 '몸에서 열이 난다'라고 합니다. 하지만 체온계로 재보니 체온은 정상입니다. 그런데, 당사자는 계속 '덥고 열이 난다'라고 하소연합니다. 이 경우, 체온계로 잰 체온이 정상이니 열이 없는 걸까요?

답은 '아니다'입니다. 체온계로 잰 체온이 정상이라도, 당사자가 덥고 열이 나는 자각증상을 느끼면 한의학에서는 '열이 있다'라고 봅니다. 이때 환자가 느끼는, 열이 나는 자각증상을 '열감'이라고 합니다.

이처럼 어떤 병은 열성(熱性)이 강한 반면, 어떤 병은 한성(寒性)이 강합니다. 한성이 강한 병을 앓는 사람은, 체온계로 잰 체온은 정상인데도 오한과 추위를 계속 느낍니다. 한열(寒熱)은 이를 구분하는 기준입니다. 한성이 강한 병은 한증(寒證), 열성이 강한 병은 열증(熱證)이라 합니다.

한증의 특징은 환자가 오한과 추위를 느끼며, 팔다리가 시리고 환자 안색이 창백하며 혀에 붉은 기운이 적습니다. 또한 가래와 콧물, 소변이 맑고 복통과

설사 증세를 동반하는 경우가 많습니다. 반면, 열증은 환자가 열감을 느끼면서 갈증이 나고 찬물을 찾습니다. 그리고 가래와 콧물, 소변이 적색에 가까운 진한 노란색을 띠고 변비 증세가 나타납니다.

④ 정기와 사기의 힘겨루기, 허실(虛實)

한겨울, 두 소녀가 좋아하는 가수의 콘서트를 보기 위해 극장 앞에서 1시간 동안 줄을 서 있었습니다. 두 소녀는 콘서트를 즐기고 집으로 돌아왔습니다. 다음날, 한 소녀는 학교에 나오지 못했습니다. 밤새 감기몸살이 들었던 것이지요. 반면 다른 소녀는 평상시와 다름없는 상태로 학교에 나왔습니다. 똑같이 극장 앞에서 1시간을 서 있었는데, 사람마다 다른 결과를 보인 것입니다. 한의학적 관점에서 보면, 감기몸살이 난 소녀는 몸속의 정기(正氣)가 허한 탓에 사기(邪氣)의 침범에 무릎을 꿇은 셈입니다. 결국 몸속 음양의 균형이 깨져 병이 난 것입니다. 반면, 멀쩡한 소녀는 몸속 정기가 튼실했기에 사기의 공격에도 잘 버틸 수 있었던 것입니다.

이처럼, 허실은 몸속의 정기와 사기 중 어느 것이 더 강한지 판별하는 기준입니다. '정기'가 병에 대한 생체의 저항력을 뜻한다면, '사기'는 외부에서 들어와 몸속에서 질병을 유발하는 여러 요인을 뜻합니다. 가령 차가운 기운이 몸속에 들어와 병을 일으켰다면 '찬 기운'이 사기가 되는 것이고, 바람이 몸속에 들어와 질병의 원인이 됐다면 '바람'이 사기가 되는 것이지요. 그래서 사기는 그것의 정체에 따라 '한사(寒邪)', '풍사(風邪)' 등으로 불립니다.

정기는 우리가 태어날 때부터 몸속에 지니고 있는 것입니다. 그래서 병을 진단할 때 기준은 '그것이 얼마나 약해졌느냐'입니다. 병은 정기가 약해짐으로써 발생합니다. 따라서 '이 병은 어떻게 해서 생겨난 병이냐, 정기가 허해져

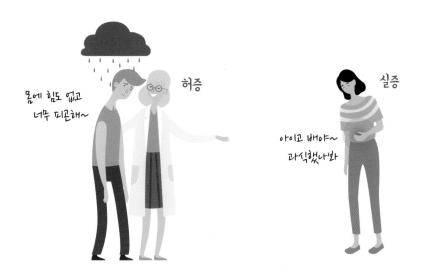

몸에 힘도 없고
너무 피곤해~

허증

실증

아이고 배야~
과식했나봐

서 생긴 병이다, 고로 정기가 약해진 것은 허증이다'로 귀결되는 것입니다.

반대로 병은 강한 사기가 들어와서 정기를 억누름으로써 발생하기도 합니다. 이런 경우 '이 병은 어떻게 해서 생겨난 병이냐, 실한 사기가 들어와서 생긴 병이다, 고로 이 병은 실증이다'로 귀결됩니다.

이런 원리로 허증은 보충해줘야 하는 반면, 실증은 빼줘야 치료가 됩니다. 우리 몸의 정기는 우리 몸을 이루고 운용하는 모든 요소가 조화를 이룰 때 튼실한 법입니다. 그 중 한 가지라도 빈약해지면 그 조화가 깨져 병이 생깁니다. 따라서 허증은, 정기가 약해진 이유가, 어떤 요소가 빈약해졌기 때문인지를 따져 다시 기허(氣虛), 혈허(血虛), 음허(陰虛), 양허(陽虛) 등으로 분류합니다.

허증과 실증의 임상적 증상

정기가 허해서 나타나는 허증은 얼굴이 누렇게 뜨고 안색이 창백하며, 말할 때 힘이 없고 호흡이 얕습니다. 그리고 무력감과 피로감, 소화불량에 시달리며 식은땀을 흘리고 피부와 모발에 윤기를 잃습니다. 또한 손발이 저리며 오줌을 지리기도 합니다. 실증은 열감으로 얼굴이 붉고 갈증이 있고 번조(煩躁)가 있으며, 헛소리, 복부 통증, 혈액이 정체되는 어혈(瘀血), 체액이 위에 머물러 소리를 내는 담음(痰飮) 등의 증상을 보입니다.

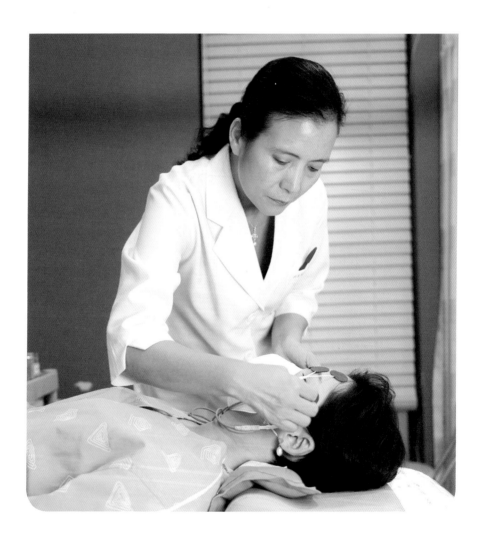

한의학에서는 눈을 어떻게 보고 고칠까?

| 눈 질환에 대한 한의학적 관점 |

1) 눈 건강은 간(肝)과 신(腎)에 달려있다

한의학에서는 눈 질환을 전신질환의 일종으로 봅니다. 오장육부의 정기와 모든 경락이 비토(脾土)를 거쳐 눈으로 올라가므로, 눈은 신체의 각 장부와 유기적 관계를 맺고 있다고 보는 것입니다. 눈은 오장육부 중에서도 특히 '간(肝)'과 긴밀히 연결돼 있습니다. 따라서, 〈동의보감〉에서는 '눈은 간의 구멍(目者肝之竅)'이라고 했습니다. 간장의 건강상태가 눈에 바로 드러나며, 그 기능이 눈 건강에도 직접적인 영향을 미친다는 말입니다.

간장의 기능이 활발하면 눈에 정기가 감돌아, 눈이 밝아지고 반짝반짝 빛이 납니다. 반대로 간장의 기능이 쇠약해지면, 눈이 침침해지고, 눈빛이 흐려지고 어지럼증이 생깁니다. 또한, 한의학에서는 간(肝)과 신(腎)을 근원이 같은 장기로 봅니다. 즉, 간장의 기능과 신장의 기능은 서로 연결돼 있어서, 눈 건강을 살필 때는 간장의 기능은 물론 신장의 기능 또한 잘 살펴야 한다는 것입니다.

2) 눈병은 화(火)병, 눈에 불이 났다!

〈동의보감〉에서 눈 건강에 대한 부분인 [외형편]의 〈안문(眼門)〉에는 다음과 같이 기술돼 있습니다.

　　眼病無寒　눈병에는 한증이 없다.

　　眼無火不病　눈병은 화 없이 생기지 않는다.

눈 질환에는 열증과 허증만 있을 뿐 한증은 나타나지 않으며, 이는 눈 질환이 오장육부, 그 중에서도 간장과 신장 그리고 심장에 생긴 화(火)'로 말미암아 발생하기 때문이라고 설명하고 있습니다. 오장육부에서 생겨 위로 올라간 화(火), 즉 열(熱)은 눈을 건조하게 만듭니다. 이런 상태가 지속되면 충혈(充血)이나 안구건조증을 유발합니다. 심한 경우 안압이 상승해, 녹내장 등 심각한 질환을 초래할 수도 있습니다.

자, 이제 눈 질환이 '열증(熱證)'이라는 것은 이해가 되셨지요? 그렇다면 눈 질환이 허증(虛證)이라는 진단은 어떻게 나왔을까요? 오장육부에 열이 나는 원인으로는 우선 풍열(風熱)과 스트레스가 있는데, 이 중 스트레스는 심장을 약화시키는 '심허(心虛)'를 유발합니다. 또한 간의 혈 부족인 혈허(血虛)와, 신장의 기능 약화인 신허(腎虛) 또한 오장육부에 열을 일으킵니다. 따라서 눈 질환은 열증이며, 또 그 열을 일으키는 것은 허증이라는 진단이 나오는 것입니다.

지금부터, 그 원인들을 하나씩 살펴보겠습니다.

① 적의 침입 vs. 아군의 쇠락, 풍열(風熱)

풍열(風熱)의 원인은 크게 외부적인 것과 내부적인 것으로 나뉩니다.

외부적 요인은 풍(風), 열(熱), 습(濕) 등 좋지 않은 기운, 사기(邪氣)가 몸속으로 침투해 질병을 일으키는 것입니다. 내부적인 요인으로는, 우선 간에 열이 생기는 경우가 있습니다. 간장에 열이 있으면 그 열이 풍을 유발해 질병을 일으킵니다. 이때 병을 유발한 원인, 즉 '간장에 일어난 열'을 가리켜 '풍열'이라고 합니다.

풍열을 유발하는 또 다른 내부적인 요인은, 몸속의 기혈(氣血)이 제대로 순환하지 못하고 멈춰버리는 경우, 즉 울체(鬱滯)된 경우입니다. 우리 몸의 기

(氣)와 혈(血)은 끊임없이, 원활하게 순환해야 합니다. 그렇지 못하면 병이 생깁니다.

간(肝) 장군님께서 열이 나셨다!

우리 몸에서 가장 큰 장기(臟器)인 간장은 위에서 흡수한 영양소를 대사해, 몸 곳곳에 필요한 물질로 만들어 보냅니다. 또한 해독작용을 맡아 항체를 생성해 외부에서 침입하는 병원균에 대항합니다. 그래서 한의학에서는 종종 간장을 장군에 비유합니다. 외부에서 쳐들어오는 적들에 맞서 우리 몸을 지키고, 위험에 대비해 지혜로운 방어책을 세우는 모습이 마치 훌륭한 장군 같다는 것이지요.

기(氣)가 제대로 순환하지 못하고 울체가 되면 열을 일으킵니다.

열이 풍을 유발함으로써 온갖 질병을 야기합니다. 이렇게 발생되는 열 또한 '풍열'이라고 합니다. 혈(血)이 제대로 순환하지 못하고 울체가 된다면 어떻게 될까요? 일례로 심장을 둘러싼 혈관인 관상동맥(冠狀動脈)의 벽에 혈액 속 찌꺼기들이 쌓이기 시작한다고 가정해봅니다. 이 찌꺼기들은 쌓이면서 점점 커지고 어느 순간 관상동맥을 탁, 하고 막아버립니다. 마치 수도관 내부가 점점 녹슬다가, 큰 덩어리가 된 녹이 수도관을 아예 막아버리는 것과 같습니다. 관상동맥이 막히면, 혈액은 심장으로 흘러들어갈 수가 없게 됩니다.

그러면, 심장은 어떻게 될까요? 혈액을 통해 생존에 꼭 필요한 산소와 영양분을 공급받을 수 없겠지요. 마치 적진에서 고립된 병사들에게 보급품이 끊어지는 것처럼요. 병사들이 굶주림으로 하나둘씩 죽어가듯,

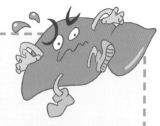

심근세포들도 하나둘씩 사멸하면서 결국에는 심장의 움직임마저 멈추게 됩니다. 이것이 바로 순식간에 우리의 생명을 앗아가는, '심근경색(心筋梗塞)'인 것입니다. 그와 마찬가지로 기(氣)라는 것도 순환에 장애가 일어나면 건강에 이상을 초래하고, 기가 제대로 순환하지 못하고 울체되면 그것이 열을 발생시키고, 그 열이 풍을 유발함으로써 갖가지 질병을 야기한다. 그렇게 해서 발생되는 열을 풍열이라고 하는 것입니다.

그래서 한의학에서는 이토록 큰일을 하는 장군인 간장의 변화에 주목하는 것입니다. 열은 간장에만 생기는 게 아니라, 다른 장기에도 생길 수 있습니다. 그럼에도 유독 간장에 생겨 풍을 유발하는 열만을 '풍열'이라 할 정도로 중시하는 이유는, 이런 간장의 역할 때문입니다.

② '꿀잠'을 선사하는 존재, 간혈(肝血)

간장(肝臟)은 몸속 장기 중에서 크기도 가장 크고, 가장 많은 양의 혈액이 모이는 곳이기도 합니다. 혈액은 심장에서 만들어져 간장에 저장됩니다. 그리고 온몸으로 보내집니다. 수면시간은 몸속의 모든 기관, 조직, 세포 등이 휴식을 취하는 때입니다. 물론, 혈액도 휴식을 취해야 합니다. 혈액은 심장에서 뿜어져 나와 동맥을 타고 온몸 속에 흐르다가 정맥을 타고 다시 심장으로 들어갑니다. 그러나, 수면시간 즉 휴식시간에는 심장을 움직이는 데 필요한 최소량의 혈액만 몸속에서 돕니다. 나머지 혈액은 모두 간장에 저장됩니다. 즉, 간장은 '혈액의 쉼터'인 셈입니다. 수면이 끝나면, 간장에서 휴식을 취하던(저장됐던) 혈액은 활동을 재개합니다. 온몸으로 방출되는 것입니다.

우리가 단잠을 누릴 수 있는 것은, 혈액이 쉼터인 간장으로 잘 들어갔기 때문입니다. 또한 잠에서 깨어나 기운을 차리고 맑은 정신으로 하루를 시작할 수 있는 것은, 간장에서 휴식을 취하던(저장됐던) 혈액도 깨어나 온몸으로 방출돼 활동하고 있기 때문입니다. 이 모든 절차가 제대로 이행되지 못하면 어떻게 될까요? 단잠을 누릴 수도, 잠에서 깨어나 활기차게 일상을 시작할 수 없겠지요. 그래서 피로, 두통, 어지럼증 등이 나타나는 것입니다. 간혈(肝血)이 부족하다는 것은, 혈액이 쉼터인 간장에 제대로 복귀하지 못했다는 것입니다. 그래서 간장에서 열이 나고, 그 열이 눈으로 올라가는 것입니다.

간혈(肝血) 부족은 왜 생길까?

간혈이 부족하다면, 우선 간장 기능이 약해졌다고 볼 수 있습니다. 기능이 약해진 간장이, 혈액을 제대로 모으지 못하는 것이지요. 따라서 간혈 부족을 예방하려면, 과음 등 간장 기능을 약화시키는 요소를 끊어야 합니다. 간장은 수면, 휴식과 연관이 깊은 장기입니다. 간장의 기능이 약해지면 숙면, 휴식을 제대로 취할 수 없어 피로가 쌓이고, 또 피로가 쌓이면 간장의 기능이 더욱 약해집니다. 악순환인 것이지요. 따라서 즉 수면 부족, 피로는 간혈 부족의 결과인 동시에 원인이기도 합니다. 혈액이 간에 저장되는 것은 우리가 수면, 휴식을 취할 때입니다. 그런데 수면과 휴식이 부족하다면? 혈액은 간으로 모일 기회를 잃습니다. 단 한 번이라도 야근이나 근심걱정으로 수면부족에 시달려보셨다면 잘 아실 겁니다. 정신이 멍해지며, 눈이 건조해지고 따가움을 느끼기도 합니다. 이런 상태가 계속되면, 안압이 계속 상승해 녹내장 등 심각한 눈 질환을 유발할 수 있습니다.

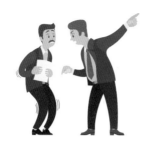
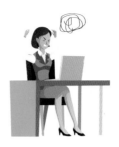

③ 분노는 간장을, 슬픔은 심장을 해친다

우리는 극심한 분노를 느낄 때 '눈에 불이 난다', 근심으로 잠을 못 이룰 때 '피가 마른다'라는 표현을 쓰곤 합니다. 특히 박경리의 대하소설 〈토지(土地)〉에서 '속에 천불이 난다', '속에 천불이 솟는다' 등의 표현이 많이 쓰였습니다. 그 중에는 심지어 '간(肝)에 천불이 난다'라고, 불(火)이 난 장기가 '간장'임을 직접 언급한 표현도 적지 않습니다. 그런데, 꽤 문학적으로 느껴지는 이런 표현들이 실상 의학적인 표현에 가깝다는 사실을 아시는지요? 그 근거가 〈동의보감〉에도 언급돼 있습니다.

〈동의보감〉에서는 '분노하면 간이 상한다(怒則傷肝)', 좀 더 자세히는 '분노로 기가 순행하지 못하고 역하면 간이 상한다(大怒氣逆則傷肝)'라고 합니다. 분노를 비롯해 우울, 근심, 긴장 등 심적 스트레스는 간장의 기운을 억눌러 혈액을 모으는 간장의 기능을 약화시킵니다. 그리고 간장 기능의 약화는 곧 눈 건강의 악화를 부릅니다.

〈동의보감〉에는 또한, '근심과 시름에 차 있으면 심장이 상하고, 슬퍼하면 심장이 상한다(憂愁思慮則傷心, 悲傷心)'라는 구절도 있습니다. 근심이나 슬픔이 없는 삶이 어디 있겠습니까. 그러나, 지나친 우수사려(憂愁思慮, 근심과 시름에 차 생각함. 또는 그런 생각은 심장을 상하게 해 열을 일으킵니다. 그리고 그 열이 눈 건강을 악화시키고, 각종 질병을 유발하게 됩니다. 그러니 해결되지 않을 문제라면, 걱정근심을 잠시 내려놓는 지혜도 필요합니다.

분노와 슬픔도 마찬가지입니다. 물론 분노할 일에는 분노하고 슬퍼할 일에는 슬퍼하는 것이 자연스러운 일이며, 감정은 이성으로 통제하기 어려운 영역입니다. 하지만 분노, 슬픔으로 건강까지 잃어버린다면 더욱 화나고 슬픈 일이 아닐까요? 그러므로 건강을 지키기 위해, 조금은 둔감해질 필요가 있습니다.

슬픔으로 눈이 멀다, 상명지통(喪明之痛)

자녀를 먼저 보낸 부모의 고통을 '상명지통(喪明之痛)'이라고 합니다. 슬픔, 고통(痛)이 너무 커서 밝음(明), 즉 시력을 잃었다(喪)는 뜻입니다. 이는 공자의 제자 자하(子夏)에게 실제 일어났던 일입니다. 자하는 공자의 뛰어난 제자 열 명, 공문십철(孔門十哲) 중에서도 문학(文學)에 뛰어난 제자였습니다. 〈예기(禮記)〉의 '단궁 상(檀弓 上)'편에 이 실화가 나옵니다. '자하가 아들을 잃고 상심해 통곡하다 그만 시력을 잃고 말았다(子夏喪其子而喪其明).' 자녀를 잃은 슬픔으로 눈이 머는 설정은, 20년 전 인기리에 방영됐던 드라마 〈인어아가씨〉에도 나옵니다. 주인공 아리영의 어머니가 남편의 배신과 이혼, 아들의 죽음까지 겪으며 분노와 충격, 극도의 슬픔으로 시력을 잃어버립니다. 이는 물론 극적 전개를 위한 설정이지만, 의학적으로도 타당성이 있다 하겠습니다.

④ '네가 아프면 나도 아프다', 신장과 간장

한의학에서는 간(肝)과 신(腎)의 근원을 같다고 봅니다. 즉 신장의 기능이 좋아야 간장의 기능도 좋아집니다. 신장 기능이 약해져서 열이 생기면, 그 열은 고스란히 간으로 이어지고, 눈까지 올라가 눈을 상하게 합니다.

신장 기능이 약한 이유로 선천적인 원인을 들 수 있습니다. 안타깝게도 허약한 신장을 가지고 태어나, '신장-간장-눈'으로 이어지는 악영향의 사슬에 갇히는 경우입니다. 그리고 후천적인 원인으로는 과로나 과도한 성관계를 들 수 있습니다. 과유불급(過猶不及), 너무 잦은 성관계는 신장의 기능을 약하게 합니다. 신장 기능이 약해져서 열이 나면, 눈이 침침해지고 은근한 요통과 청력저하 등이 나타날 수 있습니다. 이런 증상이 있다면, 속히 진료를 받으시기 바랍니다.

3) 눈 질환 치료의 기본,
열(熱)을 내리고, 간신을 보(補)하라!

한의학에서 눈 질환 치료의 기본은, 무엇보다 '열(熱)'을 내리는 것입니다. 눈 질환은 오장육부에 생긴 열로 유발되는 것이니, 열이 난 장기의 열을 내리는 것이 기본이라는 것입니다. 그런데 장기에 생긴 열은, 열이 난 장기만 치료한다고 해결되지 않습니다. 앞서 계속 강조했듯, 눈 질환은 전신질환의 일종입니다. 따라서 한의원에서는 환자가 오면, 우선 눈을 비롯해 전신의 상태를 살핍니다. 그 다음 해당 장기에 열을 조장한 근본 원인을 찾아냅니다. 눈 질환은 보통 간장과 신장, 심장이 허(虛)해져서 생깁니다. 그런데, 이 세 가지 장기가 허해지는 이유는 종합적입니다.

지독한 취업 스트레스에 시달리는 20대 청년이, 언제부터인가 눈앞이 뿌옇고 시야가 좁아지는 증상이 생겼습니다. 그 청년을 진료해보니, 간혈(肝血)이 부족한 상태였습니다. 간혈 부족으로 생긴 열이 눈으로 올라가, 안압이 높아지면서 녹내장의 초기 증상을 유발한 것입니다. 이 청년은 원래 양기가 허한 체질로, 군 복무 시절 얼굴을 타격당하는 사고를 당해 턱관절 장애를 앓고 있었습니다. 따라서, 이 청년에게 나타난 녹내장 초기 증상은, 이 모든 요인을 아울러서 치료해야만 합니다. 즉 원래 양기가 허한 체질의 청년이 취업 스트레스에 시달렸고, 그 결과 간장 기능이 약화돼 간장이 혈액을 모으는 역할을 제대로 수행하지 못한것입니다. 게다가 턱관절 장애도 녹내장 초기증상을 유발하는 데 영향을 미쳤습니다.

　이 청년에게는 양기를 보충해주고, 간장의 열을 내리는 처방을 하는 동시에, 눈으로 가는 혈류 흐름에 악영향을 미치는 턱관절 장애도 치료해야 하며, 운동 등 스트레스를 건전하게 해소할 방법을 모색해야 합니다. 이 종합적인 치료법의 구체적인 내용은, 한약요법과 약침요법을 바탕으로, 물리치료 및 턱관절 교정치료를 병행하는 것입니다.

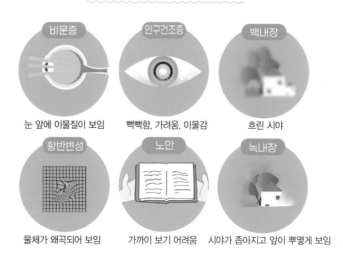

안과 질환의 대표적인 증상

비문증
눈 앞에 이물질이 보임

안구건조증
뻑뻑함, 가려움, 이물감

백내장
흐린 시야

황반변성
물체가 왜곡되어 보임

노안
가까이 보기 어려움

녹내장
시야가 좁아지고 앞이 뿌옇게 보임

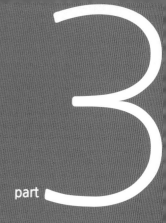

part 3

눈 질환별 증상과 원인, 치료법과 사례

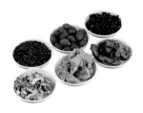

녹내장
(綠内障, Glaucoma)

1) 녹내장이란?

녹내장을 뜻하는 전 세계 공통 의학용어는 'Glaucoma[글라우코마]'입니다. 기원전 400년경, 고대 그리스에서 히포크라테스가 이 질환에 대해 최초로 언급한 것으로 알려져 있습니다. '의학의 아버지', 히포크라테스가 노인에게 실명을 유발하는 질환으로 'Glaucosis'라는 용어를 언급했는데, 이것이 현대의 'Glaucoma', 녹내장을 가리킨다는 것입니다. 'Glaucoma'는 두 단어, 'Glau'와 'Coma'로 이뤄져있습니다. 'Glau[글라우]'는 독일어로 '밝은', '맑은', '빛나는', '예리한', '총명한' 등의 의미를 가진 형용사입니다. 'Coma[코마]'는 의학용어로 '혼수(昏睡, 의식을 잃음)' 상태를 뜻합니다. 즉, '밝음과 맑음, 빛나는 눈동자와 예리한 눈빛, 총명함'을 잃은 상태가 Glaucoma[글라우코마], '녹내장'입니다.

그렇다면, 한자용어 녹내장(綠內障)을 살펴볼까요? 우선 내장(內障)은 내부, 안(內)에 생긴 장애(障)라는 뜻입니다. 그런데, 색깔을 나타내는 '녹(綠)'자가 붙은 이유는 무엇일까요? 이 질환이 발생하면 검은자위가, 말기에는 동공이 녹색으로 보이기 때문입니다. 녹내장의 경우 안구 내부(內)에 생긴 장애(障)는 '시신경 손상'입니다. 시신경 손상으로 인해 시야 결손 및 시력장애가 생기는 질병을 통틀어 '녹내장'이라고 합니다.

시신경이 손상을 입는 이유는 무엇일까요? 답답하게도, 아직 명확하게 밝혀진 바가 없습니다. 그러나, 가장 보편적인 원인은 '안압상승'입니다. 안압이 비정상적으로 상승하면 시신경을 압박하고, 압박당한 시신경은 손상됩니다. 시신경 손상으로 주변 시야부터 흐려지다가 중심부까지 보이지 않게 되는, 결국 실명할 수도 있는 무서운 질환이 바로 녹내장입니다. 영화나 드라마에서 주인공이 실명하게 되는 극적인 상황에서 종종 등장하는 질환이기도 합니다.

국내 녹내장 환자, 100만 명 넘어

세계보건기구(WHO)에 따르면, 전 세계적으로 실명에 이르는 4대 원인 질환으로 백내장, 황반변성, 당뇨망막병증 그리고 녹내장을 꼽습니다. 이 중에서도 녹내장은 양의학에서 완치가 불가능한 질환으로 취급됩니다. 건강보험심사평가원에 따르면, 국내 녹내장 환자 수는 2020년 96만 7,554명에서 2021년 108만 29명으로 100만 명을 넘어섰습니다. 대한안과학회와 질병관리본부가 공동으로 진행한 2017~2018년 국민건강영양조사 결과를 보면, 40세 이상 국민의 주요 안질환 유병률 중 녹내장이 4.3%로 나타났습니다.

2) 녹내장은 왜 생길까?

① 안압상승, 그러나 그게 다는 아니다!

녹내장의 주요 원인은 안압상승이지만, 안압이 정상수치에 속함에도 녹내장이 발생하는 경우도 있어, 그것만이 원인이라고 할 수는 없습니다. 전형적이고, 대표적인 경우를 내세워 '녹내장은 대체로 이런 증상이 나타나고 이렇게 진행되며, 이런 점을 주의해야 한다'라고 설명할 수밖에 없는 것이지요. 이 점들을 감안하면서 관련 내용을 살펴보기로 합니다.

What?

안압이란 무엇일까

안구는 공과 같은 형태를 지니고 있습니다. 공은 공기의 압력에 의해 비로소 공 모양을 유지할 수 있고, 공기의 압력이 빠지면 흐물흐물해집니다. 안구 또한 마찬가지입니다. 마치 안구에 공기를 주입한 것처럼, 안구 내부에는 언제나 일정 수준의 압력이 존재하고 이처럼, 안압은 안구 내부에 항상 존재하는 압력을 말합니다. 안압이 항상 '일정한 값'을 유지할 수 있는 것은, 안구 내부에서 방수가 지속적으로 생성됐다가 외부로 배출되는 비율이 일정하기 때문입니다. 방수는 각막과 수정체 사이, 홍채와 수정체 사이를 가득 채우는 물 타입의 투명한 액을 말합니다. 방수는 매일 모양체에서 생성되고, 생성된 만큼 전방각이라는 곳을 통해 배출됩니다. 사람이 살아있는 한, 방수는 생성과 배출을 반복함으로써 안압을 언제나 고르게 유지시켜 줍니다.

How Much?

안압은 어느 정도가 적당할까

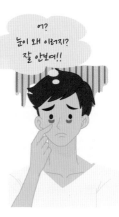

안압의 정상수치는 10~21mmHg(평균 15mmHg)이며, 두 눈의 차이는 3mmHg 이하여야 합니다. 보통 안압이 21mmHg 이상일 때나 안압이 상승하지 않았어도 두눈의 안압 차이가 5mmHg 이상일 때 녹내장을 의심합니다. 그러나 사람마다 적정안압은 차이가 있습니다.

Why?

안압은 왜 상승할까

안압이 상승하는 이유는 무엇일까요? 방수는 매일 생성되는 만큼 빠져나가야 안압이 유지됩니다. 그런데, 방수가 빠져나가는 통로가 좁아졌거나 막혀있다면? 방수가 제대로 빠져나갈 수 없겠지요. 마치 둑으로 막힌 개천에 점점 물이 불어나는 것처럼 안구 내부에는 방수가 점점 늘고, 안압이 높아집니다. 공이 이미 빵빵해졌는데도 공기를 계속 집어넣는 것과 유사한 현상이 일어나는 것입니다. 공기를 계속 집어넣으면 공 속의 압력은 어떻게 될까요? 당연히 올라가겠지요. 안압과 방수의 관계도 마찬가지입니다. 방수가 제대로 빠져나가지 못해 그 양이 점점 늘면 안압은 상승합니다. 그 압력이 마침내 시신경까지도 짓눌러, 시신경을 서서히 죽이면서 녹내장을 유발하는 것입니다.

How?

안압이 상승하면 어떤 일이 생길까

안압이 상승하면, 안구는 팽창합니다. 팽창한 안구는 시신경을 압박하거나 시신경으로 가는 혈액의 흐름을 방해합니다. 이런 상태가 계속되면 시신경은 눌려서 죽어가거나, 산소와 영양분을 제대로 공급받지 못하여 결국 시력 장애를 초래하게 됩니다. 우리가 사물을 볼 수 있는 것은, 각막으로 들어온 빛이 수정체와 유리체 등을 통과해 망막에 상(像)을 맺고, 망막에 맺힌 상이 시신경을 통해 대뇌로 전달되기 때문입니다.

상을 맺는 것까지가 보는 것, 즉 '시(視)'의 과정이고, 시신경이 대뇌에 전달하는 것이 이 상이 무엇인지 깨닫는 것, 즉 '각(覺)'의 과정입니다. '시각(視覺)'은 이 모든 과정을 제대로 거쳐야만 비로소 완성되는 것입니다. 한데, 시신경이 손상되면 어떤 일이 생길까요? 대뇌로 영상정보가 제대로 전달되지 못하는 사태가 발생합니다. 시야가 좁아지고 앞이 잘 보이지 않다가, 심한 경우 영영 실명까지 이르는 녹내장이 발병하는 것입니다.

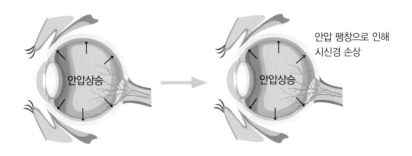

② 안압 외에, 녹내장을 유발하는 원인은?

녹내장은 안압이 정상일 때도 나타나며, 반대로, 안압이 정상수치보다 높음에도 녹내장이 발병하지 않는 경우도 있습니다. 전자의 경우 '정상 안압 녹내장'으로 분류하고, 안압은 높은데 시신경이 손상되지 않았을 때는 '고안압증'이라 분류하며 각별한 주의를 당부합니다. 어떤 사람은 안압이 정상인데도 녹내장이 발생하고, 반대로 어떤 사람은 안압이 높은데도 시신경 손상, 녹내장이 발생하지 않는다? 대체 이유가 무엇일까요? 우선 후자의 경우, 안압에 대한 시신경의 저항력이 강하다고 볼 수 있으며, 안압상승으로 안구가 팽창해서 시신경을 짓눌러도, 그 '짓누름'을 잘 견디는 시신경을 지닌 사람이라는 것이지요.

전자, 즉 '정상 안압 녹내장'의 경우는 그만큼 녹내장의 발병에 여러 가지 요인이 관여한다는 사실을 보여줍니다. 앞서 몇 번 언급했듯, 아직 그 '여러 가지 요인'이 무엇인지는 명확히 밝혀지지 않았습니다. 하지만 대체로 다음의 요소들과 연관이 있다고 봅니다. 즉 다음 요소들 중 해당사항이 있다면, 주의해야 합니다. 특히 해당사항이 많을수록 녹내장 발병 가능성도 높다는 것이니 각별한 주의가 필요합니다.

유전

녹내장의 유전 여부에 대해서는 논란이 있지만, 현재까지는 유전이 된다는 주장이 우세합니다. 따라서 부모나 형제자매 중 녹내장 환자가 있는 사람은 특히 주의하고 평소에 눈관리를 하시길 바랍니다.

노화

녹내장은 눈의 노화와 연관이 있으며, 또한 조기 발견 및 치료가 특히 중요하므로, 40세부터는 정기적으로 검진을 받는 것이 좋습니다.

질병

당뇨와 고혈압은 안압을 높이고 시신경을 약하
게 합니다. 심장병 등 심혈관 질환도 마찬가지입
니다. 따라서 당뇨, 고혈압, 심혈관 질환이 있는
사람은 그렇지 않은 사람보다 녹내장에 걸릴 위
험이 높으니 특별히 주의해야 합니다.

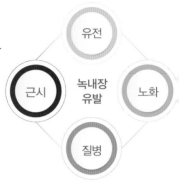

근시

근시가 있는 사람이 장시간 근거리 작업을 할 경우, 시신경이 약해질 우려
가 있습니다. 고도근시일 경우 더욱 위험합니다. 근시가 있다면, 컴퓨터 작업
이나 독서 등을 할 경우 최소 1시간 간격으로 눈에 휴식을 줘야 합니다.

3) 침묵의 시력 도둑, 녹내장

흔히 고혈압을 '침묵의 살인자'라고 합니다. 그렇다면 녹내장은 '침묵의 시력
도둑'이라 할 수 있겠습니다. 고혈압이 '침묵의 살인자'인 이유는, 평소 특별한
자각 및 타각 증상 없이 죽음에 이를 수도 있는 병을 일으키기 때문입니다.

녹내장도 마찬가지입니다. 평소 특별한 자각증상 없이, 서서히 시신경을 파
괴합니다. 녹내장이 발병하면, 중심시력이 아닌 주변시력에서부터 장애가 발
생합니다. 시신경 중에서도 주변시력을 담당하는 시신경부터 손상을 입는 것
입니다. 주변시력은 사물의 대략적인 크기나 모양, 움직임을 식별하는 역할을
합니다. 그리고 사물의 뚜렷한 윤곽과 색은 중심시력을 통해 구분됩니다. 따

라서 녹내장 초기에는 '보는 능력'에 이상이 발생했다는 사실을 쉽게 감지하지 못합니다.

게다가, 녹내장은 시신경을 갑자기 파괴하는 게 아니라, 서서히 긴 시간을 두고 갉아먹습니다. 주변 시력을 담당하는 시신경이 조금씩 죽어가기 때문에 시야가 조금씩 좁아집니다. 원래 보이던 범위가 100이라면, 녹내장이 발생하면서 99.9, 99.8, 99.7… 이런 식으로 시나브로 좁아지는 것입니다.

시력도 마찬가지입니다. 서서히 떨어지기 때문에, 눈 속에서 과연 무슨 사태가 일어나고 있는지 인지하기 어렵습니다. 그러다가 어느 날 갑자기 눈 가장자리에 커튼을 친 것처럼 주변부가 보이지 않고, 그나마 보이는 중심부도 안개가 낀 듯 희미해졌다는 것을 느낍니다. 이렇게 이상을 느낄 때쯤이면, 이미 녹내장이 많이 진행되어있는 상태입니다. 모든 질병이 그렇지만, 특히 녹내장은 정기검진-조기발견-조기치료가 참으로 중요합니다. 만일 다음과 같은 자각증상이 있다면, 빠른 시일 내 병원으로 가서 정밀진단을 받아보세요.

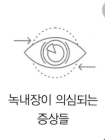

녹내장이 의심되는 증상들

A – 눈이 흐리다, 뿌옇다
– 눈, 혹은 눈 주변 통증, 눈 충혈

B – 눈이 무겁고 종종 피로하다.
– 눈에 이물질이 들어간 듯한 느낌이나 통증이 있다.

C – 불빛을 보면 "빛이 번져보이거나", 그 주변에 무지개 비슷한 것이 보인다.

D – 머리가 무겁거나 아프다
– 오심, 구토 증세가 있다.

E – 어깨가 결린다.

▶**급성폐쇄각 녹내장 증상** : ① 심한 안구통 및 두통
② 급속한 시력 저하
③ 충혈 및 구토

4) 녹내장에는 어떤 것들이 있을까?

녹내장을 분류하는 기준은 다양합니다. 원인이 되는 질환 유무에 따라 속발성과 원발성 녹내장으로 나뉩니다. 속발성 녹내장은 눈의 외상이나 약제의 부작용 때문에 급작스럽게 녹내장이 발생한 경우입니다. 원발성 녹내장은 원인 불명으로 시신경이 서서히 파괴되면서 녹내장이 나타난 경우입니다. 또한, 녹내장은 전방각의 구조에 따라서 개방각과 폐쇄각으로 나뉘는데, 전방각의 공간이 넓은 경우는 개방각 녹내장에 해당하며, 전방각이 좁거나 닫혀져 있어 방수가 빠져나가지 못해 생기는 녹내장은 폐쇄각 녹내장에 해당합니다. 보통 '녹내장'이라고 할 때는, 원발성 개방각 녹내장에 해당하는 경우가 많습니다.

보다 세부적으로 분류하면 다음과 같습니다.

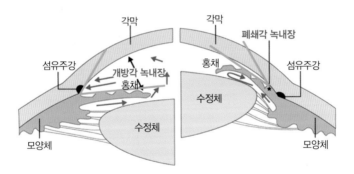

① 원발성 개방각 녹내장

가장 흔한 녹내장 유형입니다. 특별한 원인 질환 없이 발생한 녹내장을 원발성으로 분류하며, 방수 배출구가 열려있는 경우 개방각 녹내장이라고 합니다. 안압이 상승하면서 녹내장성 손상이 진행되는 고안압 녹내장과, 안압은 정상 범위(21mmHg 이하)에 속하지만 녹내장성 손상이 발견되는 정상안압 녹내장이 있습니다. 시야 손상이 중기 이후로 진행될 때까지 시력이 계속 유지되므로 대부분 자각 증상이 없으며, 안과검진에서 우연히 발견되는 경우가 많습니다. 일차적으로는 약물치료를 시행하며, 안압이 조절되지 않으면 수술을 하기도 합니다.

② 급성 폐쇄각 녹내장

방수의 배출구가 갑자기 막히면서 안압이 급격히 증가하고, 심한 안구통, 충혈, 시력, 두통 및 구역질 등의 증상이 나타나는 질환입니다. 대개 증상이 뚜렷하므로 응급실로 내원하는 경우가 많습니다. 안구의 해부학적 구조가 변화하면서 발생하는 경우가 많기 때문에 노인이 갑작스러운 안통과 편두통을 호소하면 반드시 이를 의심해 보는 것이 좋습니다. 레이저 시술 및 약물 치료를 통해 안압을 조절합니다. 치료에 반응이 없거나 만성으로 진행되면 수술을 시행하기도 합니다. 적절한 치료를 받지 못할 경우 치명적인 손상을 입을 수 있는 질환입니다.

위험인자

1. 고령의 여성
2. 선천적으로 눈 공간이 좁은 경우
3. 심한 백내장

③ 만성 폐쇄각 녹내장

방수의 배출구가 막혀 안압이 올라간다는 점에서는 급성 폐쇄각 녹내장과 같지만, 이러한 변화가 서서히 나타나기 때문에 만성 개방각 녹내장처럼 증상이 없는 경우가 있습니다. 일단, 약물치료 및 레이저 치료를 시도하지만, 역시 안압 조절이 되지 않는 경우에는 수술을 시행하기도 합니다.

④ 속발성 녹내장

속발성 녹내장은 다른 안질환이 원인이 되어 2차적으로 발생하는 녹내장을 말합니다. 속발성 녹내장 원인은 다음과 같습니다.

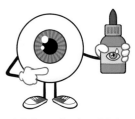

안약에는 스테로이드 성분이 들어 있어 장기간 사용 시 안압의 상승. 시신경 손상으로 이어질 수 있습니다.

① 염증 : 포도막염 등의 다양한 원인에 의한 염증은, 안구에 염증세포 및 삼출물 등이 쌓이게 하고, 이로 인해 방수 유출로가 폐쇄되어 방수 유출이 잘 되지 않습니다.

② 외상 : 외상으로 인해 안구가 손상되면 출혈이 발생하며, 이로 인해 방수 유출로가 폐쇄되어 방수 유출이 잘 되지 않습니다. 또한 안구의 각도를 차단할 수 있어 방수 유출이 잘 되지 않습니다.

③ 신생혈관 : 당뇨망막병증, 정맥혈전증 등의 혈관질환 당뇨망막병증이나 정맥색전증 후에는 망막허혈을 일으키기 쉽고 새로운 혈관이 생기기 쉽기 때문에 이러한 신생혈관은 망막에서 망막의 각으로 자라게 되어 망막의 각을 막고 방수의 유출을 방해하게 됩니다.

④ 스테로이드 녹내장 : 스테로이드 성분의 안약을 장기간에 걸쳐 상습적으로 점안하면, 약물에 함유된 스테로이드 성분 때문에 안압이 상승할 수 있습니다. 이외에도 스테로이드 연고, 경구약 복용도 녹내장 발생의 위험을 높일 수 있어 각별한 주의가 필요합니다.

⑤ 기타 : 안과 수술, 안구 공간을 차지하는 병변 등은 2차성 녹내장을 유발할 수 있습니다.

⑤ 정상 안압 녹내장

앞서 언급했듯, 안압에 대한 시신경의 저항력은 사람마다 다릅니다. 그래서 안압이 정상범위에 속함에도 시신경이 망가져 녹내장이 발생하는 경우가 있습니다. 이런 경우를 '정상 안압 녹내장'이라 합니다. 안압이 정상인데도, 시신경이 손상되는 이유는 무엇일까요? 우선 시신경으로 가는 혈액이 부족해, 망막에서 뇌로 신호를 전달하는 세포들이 파괴됐기 때문이라고 볼 수 있습니다.

'정상 안압 녹내장'이 발생한 환자는 정상범위의 안압에서도 시신경이 쉽게 손상되기 때문에, 정상범위 내에서도 낮은 안압을 유지할 필요가 있습니다. 이 질환은 서양인보다 동양인들에게서 더 흔한 것으로 알려져 있습니다.

⑥ 선천성 녹내장

태아 시기, 방수유출로가 제대로 생성되지 못해 생기는 녹내장입니다. 신생아가 눈이 너무 크거나 검은 눈동자가 맑지 않고 눈물을 흘리는 경우, 이 질환을 의심할 수 있습니다. 유아의 경우 안압상승에 의해 안손상이 빠르게 진행되므로, 연령과 무관하게 진단 즉시 조기수술을 시행해야 합니다.

5) 녹내장의 진단 방법과 기준은?

녹내장 진단은 안압검사, 시신경의 상태(시신경 유두의 함몰 정도), 전방각 검사, 시야 검사의 결과를 종합해서 판단합니다. 안압이 정상범위에 속해도 시신경과 시야검사에서 이상이 있으면 '정상 안압 녹내장'으로 진단하며, 반대로 안압이 높더라도 시신경과 시야검사가 정상이면 치료는 하지 않고 주기적으로 검사만 할 수도 있습니다.

① 안압측정

안압의 정상치는 10~21mmHg 이고, 30mmHg 이상이면 위험한 상태로 간주합니다. 앞서 언급했듯, 안압에 대한 시신경의 저항력은 사람마다 달라서 안압이 정상인 경우에도 녹내장이 발생할 수 있습니다. 반면 안압이 높음에도 시신경에는 변화가 없기도 합니다. 따라서 안압 측정은 녹내장 진단에 매우 중요하지만, 안압만으로 녹내장을 확진하지는 못합니다.

② 전방각경 검사

'안방'은 안구에서 방수가 채워져 있는 곳을 말합니다. 안방은 다시 '각막과 홍채 사이'인 전안방과 '홍채와 수정체 사이'인 후안방으로 나뉩니다. 방수가 빠져나가는 구멍인 전방각(앞방각)은 전안방에 있어, '전안방각'이라고도 합니다. '전방각경'이란, 그 전방각을 검사하는 특수렌즈를 말합니다. 이 특수렌즈를 환자의 눈에 대고 전방각(앞방각)의 모습을 검사하는 것입니다.

③ 안저 검사

안저(眼底)는 안구 내부의 후면, 망막이 있는 지점입니다. 녹내장은 시신경 손상으로 인해 발생하는 질병이므로, 진단할 때 시신경 상태를 살피는 것은 필수입니다. 시신경 상태는 안저 검사로 확인합니다. 시신경은 망막에서 출발해 맥락막과 공막을 뚫고 안구 바깥으로 나가, 대뇌가 있는 두개강 안으로 들어갑니다. 이때 안구 밖으로 뻗어나가는 부위를 '시신경 유두'라고 합니다. 이 '시신경 유두'가 손상되어 있다는 건, 바로 이 '시신경'이 손상됐다는 뜻입니다.

방수 배출에 이상이 생겨 안압이 상승하면 안구가 팽창하고, 팽창한 안구는 안구 바깥으로 뻗어 나와, 두개강을 향한 시신경 유두를 자꾸 뒤로 밀어내면서 압박하겠지요. 즉, 시신경 유두가 짓눌리게 됩니다. 짓눌린 시신경 유두는 함몰돼 녹내장을 발생시킵니다. 녹내장이 진행될수록 시신경 유두는 더욱 함몰

녹내장 진행으로 점점 좁아지는 시야

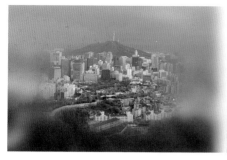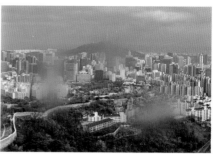

되고 상태가 더욱 나빠집니다. 안저 검사는 이 시신경 유두의 상태를 관찰하는 것으로, 녹내장 진단에서 가장 중요한 검사중 하나라고 하겠습니다.

④ 시야검사

　물체를 볼 수 있는 범위, 즉 시야를 측정하는 검사입니다. 녹내장이 발생하면 시력에 앞서 시야에 장애가 생깁니다. 주변시력을 담당하는 시신경이 먼저 손상을 입기 때문에 양쪽 눈 가장자리부터 차츰차츰 보이지 않게 되는 것입니다. 이런 상태를 '시야결손'이라고도 합니다. 정상시력을 지닌 사람의 시야는 눈과 목을 움직이지 않은 채 좌우 약 200도까지 볼 수 있습니다. 그러나 녹내장에 의해 시야결손이 생기면, 주변부부터 시야가 줄어들며 중심부도 희미하게 보이거나 보이지 않게 됩니다.

6) 녹내장, 양의학에서는 어떻게 보고 관리할까?

　현재 양의학에서 녹내장은 완치가 불가능한 질환, 고혈압이나 당뇨처럼 평생 관리해야 하는 질환으로 간주됩니다. 따라서 녹내장 진단을 받은 환자는 그날부터 평생 약물, 레이저 치료, 수술 등으로 안압을 조절해야 합니다.

약물치료 중 가장 흔한 방법으로 점안약과 내복약 사용이 있습니다. 이런 약들은 방수의 배출을 돕거나, 방수의 생성을 감소시켜 안압을 떨어뜨립니다. 그런데, 이런 약물치료는 규칙적으로 지속해야 효과적입니다. 치료로 증상이 개선됐다고 치료를 중지하면, 다시 나빠질 수 있기 때문입니다. 가령 혈압하강 제를 복용해 혈압을 관리하던 고혈압 환자가, 혈압이 많이 떨어졌다고 약 복용을 중지하면 바로 혈압이 오르는 것과 같습니다.

약물요법이 효과가 없으면, 레이저 치료를 하며, 레이저로 홍채에 작은 구멍을 뚫음으로써, 방수의 배출을 도와 안압을 떨어뜨리는 방법입니다. 만일 레이저 치료로도 녹내장이 개선되지 않으면? 녹내장이 개선되지 않는다면, 수술을 하게 됩니다. 수술은 새로운 방수 배출구를 만들어, 방수 배출을 촉진함으로써 안압을 떨어뜨리는 것을 목적으로 합니다. 그러나 수술로도 한번 손상된 시신경을 복원할 수는없습니다. 또한, 레이저 치료나 수술을 한 뒤에도 여전히 안압 조절이 원활하게 되지 않고 시력이 계속 저하되는 경우도 종종 있습니다.

다시 한 번 강조하지만, 한 번 손상된 시신경은 절대 재생되지 않습니다. 따라서, 녹내장은 특히 조기 발견과 치료가 중요한 질환입니다. 그러므로 40세 이상의 성인은 1년에 1회 이상 안과에서 녹내장 관련 검사를 받아야 합니다.

7) 녹내장, 한의학에서는 총 일곱 가지로 본다

① 녹내장의 한의학적 관점

한의학에서는 녹내장을 오풍내장(五風內障)이라고 하며, 병세가 매우 급하게 나타나서 바람처럼 잘 전변(轉變)하는 질환으로 봅니다. 그래서 오풍내장, 즉 녹내장

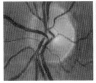 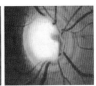

정상 시신경   녹내장이 많이 진행된 시신경 유두

은 '오풍변(五風變)'이라고도 불립니다.

오풍내장은 진행경과와 동인(瞳人, 눈동자)의 변화형태, 색에 따라 청풍(靑風), 녹풍(綠風), 오풍(烏風), 흑풍(黑風), 황풍(黃風)으로 분류합니다. 이 5가지를 통틀어 오풍내장(五風內障)이라고 합니다. 녹풍내장의 초기에 병세가 급격히 나타날 때의 증상을 뇌두풍(雷頭風)이라고 합니다. 뇌두풍은 양의학에서 말하는 '급성 폐쇄각 녹내장'에 해당됩니다. 병세가 위중하기에, 독자적으로 취급하는 것입니다. 또한, 오풍내장의 주요한 증상 중의 하나는 눈동자가 커지는 동인산대(瞳人散大)입니다. 동인산대의 정도와 고착화에 따라, 오풍내장의 진행 정도를 가늠할 수 있습니다. 한의학에서는 동인산대 또한 녹내장의 일종으로 보고 치료합니다.

한의학에서는 이렇게 녹내장을 총 7가지로 보고 치료합니다.

② 녹내장의 한의학적 분류

뇌두풍(雷頭風)

뇌두풍은 녹풍내장 초기에 증세가 급격히 나타나는 것으로, 양의학에서 말하는 '급성 폐쇄각 녹내장'과 유사한 증상을 보입니다. 격렬한 두통과 함께 사물이 혼몽해집니다. 이를 두고 '굉굉뇌명(轟轟雷鳴)한 두풍(頭風)'이라 표현하는데, 풍열이 위로 올라와 눈동자와 상충을 일으키는 과정에서 이런 증상을 유발합니다.

또한 극심한 안통과 한쪽 또는 양쪽 눈에서 시력 저하가 일어나며, 안통과 그에 따른 동공반사가 결합돼 동공이 커지는 동공산대 증상이 일어납니다. 치료에는 사간산, 청진탕, 삼황거열전 등을 중심으로 처방합니다.

동인산대(瞳人散大)

동인(瞳人)은 눈동자를 말하며, 산대(散大)는 '퍼져서 커졌다'라는 뜻입니다. 즉 '동인산대'는, '눈동자가 커지는 증상'을 말합니다. 동인산대 중에서도 동공산대는 앞서 설명했듯 뇌두풍으로 극심한 안통 및 두통이 발생될 경우 나타납니다. 치료에는 지백지황환, 신기환, 자음지황탕 등 중심으로 처방합니다.

청풍내장(靑風內障)

서양의학에서의 녹내장 초기와 유사한 질환입니다. 초기는 경미한 두통, 어지럼증, 안구 팽창감이 나타나고, 점차적으로 동공이 가볍게 혼탁해집니다. 그에 따라 마치 청산(靑山)에 연기가 자욱하듯 동공이 담청색 혹은 담회색을 띠면서 사물이 혼몽해집니다. 치료에는 단치소요산, 용담사간탕, 영양각산, 기국지황환, 주경환 등을 중심으로 처방합니다.

녹풍내장(綠風內障)

오풍내장(五風內障)의 병변 중 가장 발병이 급하고, 병세가 심한 질환입니다. 녹풍내장 초기에 증세가 급격히 나타나는 증상이 '뇌두풍'입니다. 증상은 눈알이 딱딱해지고 동공이 산대되면서 동공의 색이 담록색으로 혼탁하게 변하는 것입니다. 치료에는 시호소간산, 자음강화탕, 용담사간탕 등을 중심으로 처방합니다.

황풍내장(黃風內障)

청풍, 녹풍내장을 장기간 방치했을 때 나타나는 질환으로, 녹풍내장의 말기에 해당합니다. 동공산대된 것이 축소되지 않고, 동공이 회황색 혹은 황백색으로 혼탁해지며, 검은자위도 회암색으로 변해 혼몽해집니다. 양의학에서 녹내장이 만성기가 되면 각막부종, 홍채 주변 전유착, 시신경 유두 함몰 및 위축의 증상이 나타나는데 그와 유사합니다. 한방의 고대 의서에서는 황풍내장에 대해, '이 병에 걸린 사람은 10명 중 1명도 낫지 않는다'라고 기술하고 있습니다.

흑풍내장(黑風內障)

녹풍내장이 어느 정도 진행된 질환입니다. 동공 내부가 흑색으로 혼탁하게 변하고 혼몽해지는데, 양의학에서 만성화된 녹내장의 증상과 비슷합니다.

오풍내장(烏風內障)

흑풍내장과 비슷한 질환이나, 명칭에 '오풍(烏風)'이 붙은 것은 동인의 색이 까마귀 색처럼 변하기 때문입니다.

8) 녹내장, 한의원에서는 이렇게 치료한다

눈은 간장의 기능을 나타내는 창문입니다. 즉, 간장의 기능은 눈과 통하므로, 한의학에서는 눈 질환을 치료할 때 간장 기능을 중요시합니다. 우선 정지내상(情志內傷, 감정과 생각 때문에 내상을 입음)으로 간장의 기능이 울결(鬱結, 기혈이 뭉쳐 흩어지지 않음)한 증상이 나타날 수 있습니다. 분노나 슬픔, 고민 때문에 간장에 열이 난 것입니다. 그 열이 눈으로 올라가 녹내장을 유발하는 경우로, 치료에는 시호소간산, 단치소요산을 중심으로 투여합니다.

그 다음은 간담화열(肝膽火熱)이 극심하거나 풍열, 담화(痰火)가 원인이 된 경우입니다. 이런 경우 영양구등음, 용담사간탕을 중심으로 투여해 치료합니다. 다른 경우는 진음휴손(眞陰虧損)으로 허화상염(虛火上炎)했을 때입니다.

한의학에서는 간장과 신장을 근원이 같은 장기로 봅니다.

진음은 신음(腎陰)과 같은 뜻으로, 신장의 진액이 부족해 허화상염(虛火上炎), '가짜 열'이 생겼다는 것입니다. 허화상염은 음기 부족으로 양기가 위로 떴을 때 차가운 증(蒸)이 생기는 것을 가리킵니다. 차가운 증이라고는 하나, 겉으로 드러나는 증상은 열이 있을 때와 같습니다. 이 '가짜 열'이 간장의 기능을 해치고 결과적으로 녹내장을 유발합니다. 이런 경우 자음강화탕, 지백지황환을 중심으로 투여해 치료합니다.

부족하면 채워주고, 넘치면 빼주고

녹내장을 비롯한 눈 질환은 열로 인해 생기는 병, 열증(熱證)입니다. 그런데, 문세의 열을 유발한 원인은 또 무엇일까요? 사람들 중에는 무엇이든 모자라는 사람이 있는 반면, 넘쳐나는 사람도 있습니다. 이에 맞춰 녹내장 치료는 크게 허증(虛證)과 실증(實證)으로 나눠 그에 맞게 치료를 합니다. 보통 허증에는 채워주는 처방을, 실증에는 빼내는 처방을 합니다

'모자라는 증상'인 허증은 크게 기허증과 혈허증, 신허증으로 나눌 수 있습니다. 기허증(氣虛症)은 몸속의 기가 제대로 순환하지 못해 나타나는 증상으로 평상시에 소화장애와 만성피로 등을 겪습니다. 이런 경우 기를 보강해줘야 합니다. 혈허증(血虛症)은 혈액 공급과 순환이 원활하지 못해 나타나는 증상입니다. 따라서 혈허증에는 혈액을 보충해줘야 합니다. 그리고 신허증(腎虛症)은 신정(腎精)이 부족해져서 영양물질의 공급이 충분치 못해 나타나는 증상입니다. 따라서 신허증에는 신장에 정혈(精血)을 보충해줘야 합니다.

다음으로 '넘쳐나는 증상'인 실증을 봅시다. 실증은 간의 지나친 기능 항진이 원인인 경우가 많습니다. 간이 상해서 화(火)와 열(熱)이 많이 생겼다는 뜻

입니다. 평소 기름지고 자극적인 음식을 과다섭취하거나, 자주 화를 내거나 스트레스를 받으면 간이 쇠약해져 간로(肝勞) 현상이 일어납니다. 이런 경우 간의 지나친 기능 항진으로 같은 상황에서도 화를 더 많이 내고, 스트레스도 더 많이 받는 악순환이 펼쳐집니다. 이런 실증의 환자에게는 화와 열을 제거해줘야 합니다.

허증이든 실증이든 초기에는 치료가 수월한 편입니다. 그러나 만성적인 경우에는 시간이 걸리고, 완치는 불가능하며 완화만 가능할 수도 있습니다. 각각의 질병과 환자상태에 따라 약물요법, 약침요법, 생활습관의 교정, 식이요법 등이 필요합니다. 대개의 경우 급성적인 질환으로 병력이 짧다면 1차 치료기간도 단축되며, 만성적 질환의 경우 1차 치료기간도 길게 잡아야 합니다. 증상이 완화된 후에는 재발이나 악화를 막기 위한 2차 치료가 필요합니다.

9) 한 번 떠난 시신경은 돌아오지 않는다!

녹내장 어떻게 예방할까?

녹내장 환자가 가장 주의할 점은 안압이 상승하지 않도록 하는 것입니다. 안압을 상승시키는 나쁜 습관과, 반대로 안압상승 및 시신경 손상을 예방하는 좋은 습관에는 어떤 것들이 있을까요?

① 담배는 금지, 금연!

흡연은 안압상승을 초래하며, 혈관을 수축시킵니다. 혈관이 수축되면 혈관을 흐르는 혈액의 양이 줄어듭니다. 그러면 어떻게 될까요? 혈액이 우리 몸 곳곳에서 필요한 만큼 충분히 공급되지 못해 점점 건강이 나빠집니다. 녹내장과 관련해서도 마찬가지입니다. 혈관이 수축되면 시신경으로 가는 혈류량도 줄어 시신경 손상을 가속화합니다.

또한, 흡연 후에는 일시적으로 안압이 상승한다는 연구결과도 있습니다. 그러니, 녹내장 환자에게는 금연은 선택이 아닌 필수입니다.

② 술은 소주 4잔까지만, 절주!

적당한 음주가 건강에 좋다는 사실은 알려져 있습니다. 심장병 등 심혈관 질환의 예방에도 도움이 되며, 안압을 떨어뜨리는 데도 효과적입니다. 술은 몸에서 받아들이는 수분의 양을 줄여, 안구 내 방수의 양도 줄입니다. 그러나, 술이 이롭다는 것은 어디까지나 '적당히' 마실 때만 해당됩니다. 1일 최대 음주량은 소주 4잔입니다. 5잔부터는 과음의 기준에 해당됩니다. 한 번 술을 마시면, 이후 3일은 금주함으로써 간이 쉬게 해줘야 합니다.

③ 커피도, 차도 NO, 금차!

카페인은 흡연처럼 안압을 상승시키고 혈관을 수축시킵니다. 녹내장 환자에게 커피는 좋지 않습니다. 디카페인 커피도 담당의사와 상의한 후 마시도록 하며, 다른 차나 물도 많이 마시면 방수의 양을 증가시킬 수 있으니 절제해야 합니다.

④ 유산소 운동으로 혈관확장을!

운동은 혈관을 확장시키므로 혈액순환을 도와 우리 몸이 필요한 만큼 충분히 혈액을 공급받을 수 있게 합니다. 시신경 손상은 시신경으로 가는 혈류량이 줄었을 때도 발생하기에, 혈액순환을 촉진시키는 적절한 운동은 녹내장 환자에게 도움이 됩니다. 하지만 무산소 운동은 녹내장 환자에게 오히려 해로울수도 있습니다. 무산소 운동에는 헬스클럽에서 하는 웨이트 트레이닝, 역기

들기, 팔씨름, 단거리 전력질주 등이 포함됩니다. 이런 무산소 운동은 오히려 안압을 상승시킨다는 연구결과가 의학계에 보고된 바 있습니다.

반면, 걷기 등 유산소 운동은 안압을 일시적으로 낮춘다는 연구결과가 있습니다. 녹내장 환자는 유산소 운동을 꾸준히 하는 것이 좋습니다.

⑤ 눈을 편안하게, 성생활도 적당히

독서, TV시청, 컴퓨터 작업을 장시간 하는 것은 좋지 않습니다. 특히, 어두운 곳에서 할 경우 눈에 치명적입니다. 중간에 최소 1시간 간격으로 눈에 휴식을 주고, 조명을 충분히 밝힌 상태에서 하는 것이 안전합니다.

또한 당뇨, 고혈압, 심혈관 질환이 있다면 그 질환들부터 관리해야 합니다. 해당 질환들이 악화되면 악영향이 고스란히 눈으로 미치기 때문입니다. 지나친 성생활도 눈 기능을 떨어뜨릴 수 있으니, 적당히 즐기는 지혜가 필요합니다.

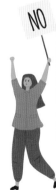

안압을 상승시키는 나쁜 습관

- 흡연, 과음 및 폭음
- 무산소 운동
- 물, 음료, 커피, 술을 많이 마시는 것
- 어두운 곳에서 책, TV, PC, 스마트폰 등을 오래 보는 것

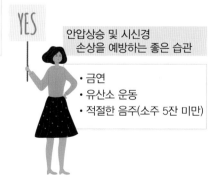

안압상승 및 시신경 손상을 예방하는 좋은 습관

- 금연
- 유산소 운동
- 적절한 음주(소주 5잔 미만)

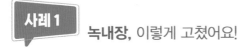

녹내장, 이렇게 고쳤어요!

오환희* 님 (*가명, 30세 여성)

"20대부터 나를 괴롭히던 녹내장에서 벗어나, 밝고 활기찬 30대를 보내고 있어요"

① 발병시기 및 내원 사유

오환희 님은 20대 중반부터 어지럼증으로 무척 고생했습니다. 어지럼과 함께 두통과 구토까지 찾아와서, 직장생활을 제대로 할 수 없을 지경이었습니다. 오환희 님은 내과와 이비인후과에서 MRI, CT 등 각종 검사를 했으나 검사 결과는 '별 이상이 없다'라는 것이었습니다. 결국 오환희 님은 증상이 생길 때마다 구토억제제제로 버텼습니다.

그렇게 3년이 지났습니다. 그런데, 언제부터인가 우측 눈앞이 늘 뿌옇고 잘 보이지 않았습니다. 그리고 눈이 항상 잠을 설친 듯 충혈된 상태였고, 종종 우측 눈썹 주위가 아프고 두통이 극심해지곤 했습니다. 안과를 찾은 오환희님은, 검사 결과 이 모든 증상이 안압의 상승 때문임을 알게 됐습니다. 평소 20mmHg 이내로 정상 수치에 속하는 안압이, 때때로 40mmHg까지 상승해 각종 통증을 유발했던 것입니다. 안과에서는 오환희 님에게 매일 눈에 넣는 점안약과, 증상이 심할 때 복용하는 내복약을 처방했습니다. 그러나 약물치료를 계속했음에도 나아지지 않았고, 오환희 님은 결혼을 앞둔 시점에서 지인의 소개로 본원을 찾아왔습니다.

② 증상 및 진단

첫 내원 당시 오환희님은 3가지 종류(코솝, 알파간, 잘라탄)의 점안약을 사용하고 있었음에도 안압이 조절이 되지 않아, 내복약(아세타졸)까지 복용하고 있었습니다. 그럼에도 불구하고 안압이 우측 34mmHg, 좌측 26mmHg로 높았으며 특히 우측이 지속적으로 높았습니다. 더불어 어지럼, 울렁거림을 호소하셨으며, 우측 편두통에 자주 시달렸는데, "안압이 낮을 때도 편두통은 여전하다"라고 했습니다.

③ 치료경과

녹내장 치료 요법

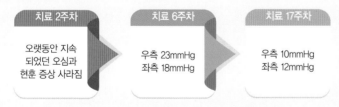

눈 건강 개선, 한약 조성물 및 이를 이용한 제제 특허등록 (제10-1652507)	시력 개선 약침 특허등록 (제10-1728946)	뭉쳐있는 근육을 풀어주고 혈행을 개선	경추 주위의 부정렬 상태 교정 및 주위 근육 이완
한약 요법	약침 요법	미세전류 치료	C1교정석 치료

치료 후 안압 변화

치료 2주차	치료 6주차	치료 17주차
오랫동안 지속되었던 오심과 현훈 증상 사라짐	우측 23mmHg 좌측 18mmHg	우측 10mmHg 좌측 12mmHg

사례 1 녹내장, 이렇게 고쳤어요!

- 치료 2주차 : 오랫동안 지속되었던 어지럼, 울렁거림 사라짐. 스트레스 받을 때 말고는 못 느낀다.
- 치료 6주차 : 안압 우측 23mmHg, 좌측 18mmHg까지 떨어짐. 어지럼, 울렁거림 말끔히 사라짐. 뭉쳤던 목도 풀어지고 짓눌렸던 어깨도 가벼워졌다.
- 치료 14주차 : 안압 우측 18mmHg, 좌측 15mmHg -> 정상 범위 내로 회복, 안개 걷힌 듯이 맑고 또렷해졌다. 눈 충혈, 우측 편두통 사라짐.
- 치료 17주차 : 안압 우측 10mmHg, 좌측 12mmHg. 3주 내내 안정된 상태 유지.

치료후기

보통 녹내장은 40대 이후에 많이 생기는 질환인데, 오환희님은 20대 때부터 녹내장 진단을 받고, 고안압으로 나타나는 여러 증상으로 고통을 받았다는 것이 매우 안타까웠습니다. 3가지 점안약을 썼음에도 안압이 조절이 되지 않아, 수술 전에 제한적으로 사용하는 내복약까지 복용을 하며 안면과 손발 저림 증상까지 발생하여 결혼을 앞둔 상황에서 심리적으로 굉장히 위축되어있으셨습니다.

오환희님은 항상 눈이 충혈되고 입이 마르고 쓴맛이 느껴진다고 하셨었는데, 이는 한의학적으로 간 기능의 항진으로 볼 수 있습니다. 또한 IT 계열에 근무를 하셨던 분이셔서, 경추 또한 심각한 일자목으로 목 근육의 긴장도 심했으며, 음식을 씹을 때마다 소리가 나는 등 턱관절의 불균형도 가지고 있었기에, 방수의 정상적인 배출 경로와 안구로의 정상적인 혈류 흐름에 장애가 발생했을 것이라는 진단 하에 치료를 시작하였습니다.

　간 기능의 항진을 다스려줄 수 있는 한약 및 방수의 배출을 도울 수 있는 이수통기(利水通氣) 한약을 처방했으며, 하성의 5대 운동보감 중 정좌법과 정보법을 통해 턱관절과 경추의 틀어짐을 교정하고자 하였습니다. 다행히, 치료에 적극적으로 임해주셨기에, 예상보다 신속히 안압이 조절되어 수술에 대한 두려움에서 벗어나 안정된 마음으로 결혼식을 준비할 수 있어 감사했습니다.

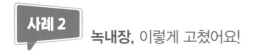

김미리* 님 (*가명, 40세 여성)

"몸도 마음도 편안해졌어요"

① 발병시기 및 내원 사유

초등학교 교사인 김미리 님은, 감기몸살을 앓고 난 직후 눈앞에 뿌옇게 보이는 증상을 경험했습니다. 그와 함께 눈과 머리가 깨질 듯한 통증도 느껴 다급히 동네 안과를 찾은 결과, '급성 녹내장' 진단을 받았습니다. 안과에서 처방해 준 점안약을 넣으니, 증상이 사라지는 듯했습니다. 그러나, 어릴 때 사고로 오른쪽 눈을 실명한 김미리 님은 안심할 수 없었습니다. 인터넷에서 '급성 녹내장은 언제든지 재발할 수 있다'라는 글을 보고 걱정에 잠을 이루지 못했고, 여러 안과의 문을 두드렸습니다.

그러나 어디에서도 급성 녹내장을 근본적으로 예방할 수 있다는 말은 듣지 못했습니다. 김미리 님은 동네 한의원을 찾았지만, 그곳에서도 보약만 지어줄 뿐이었습니다. 그런 가운데 급성 녹내장이 여섯 번이나 재발했습니다. 김미리 님은 수소문 끝에, '빛과소리 하성한의원' 이야기를 듣고 내원하셨습니다.

② 증상 및 진단

첫 내원 당시 김미리 님은 급성 녹내장이었으며, 안압이 양측 37mmHg로 매우 높았습니다. 3년 전 자궁근종 때문에 자궁적출 수술을 한 후, 면역력이 많이 떨어져 감기를 달고 살았습니다. 게다가 방광염과 질염도 수시로 발병해, 비뇨생식기 즉 신장 기능이 많이 허약한 상태였습니다. 마치 산후통을 앓듯 감기몸살이 올 때마다 전신 근육이 쑤시고 저린다고 호소했습니다. 요추와 골반변형이 심한 상태였으며, 흉추도 많이 틀어져 있었고 턱관절에도 문제가 있었습니다.

③ 치료경과

- 치료 1주차 : 침 치료 후 두통, 목 어깨 통증 소실. 몸과 마음이 편해져 잠을 푹 잘 수 있었다.
- 치료 2주차 : 1주일에 1회 정도 양쪽 눈 주위로 통증. 한 번 시작되면 하루 이상 지속. '빛과소리 하성한의원' 내원한 날에는 왼쪽 눈에서만 통증이 느껴진다.
- 치료 3주차 : 눈 주위 통증 경감. 침 치료 및 교정 치료 후 3~4일간 몸살을 앓는 듯 하였으나 곧 개운해진다. 몸도 전보다 가벼워졌다.
- 치료 6주차 : 안과 정기검진. 안압 정상 수치로 복귀 (14mmHg).
- 치료 8주차 : 안과 정기검진. 안압 정상 수치 유지 (16mmHg). 눈 주위 통증 소실.
- 치료 9주차 : 매월 정기검진 결과, 안압 정상수치 유지. 눈이 편안한 상태가 계속 지속된다.

사례 2 **녹내장,** 이렇게 고쳤어요!

　김미리 님은 어린 시절 나뭇가지 끝에 눈을 찔려, 우측 눈이 실명한 상태였습니다. 따라서 시력이 남아있는 왼쪽 눈에 대한 애착이 아주 강하셨습니다. 여러 병원을 전전하다 결국 '빛과소리 하성한의원'에 온 김미리 님은 처음 내원 당시 반신반의하셨으나, 치료를 받으면서 기대 이상으로 안압을 비롯해 각종 증상들이 개선되는 것을 보며 너무나 기뻐하셨고, 지인들을 여럿 소개하시기도 했습니다.

　김미리 님의 경우는 비뇨생식기 기능의 저하 및 면역력의 저하, '신음허'에 해당됩니다. 잦은 감기와 반복되는 염증과 더불어, 요추 및 골반의 틀어짐이 경추와 턱관절까지 영향을 미쳐 안구 주변의 혈류 흐름에 영향을 미쳤을 것으로 판단하고 치료하였습니다. 남아있는 소중한 한쪽 눈을 잘 보존할 수 있도록 도와드린 것과 더불어, 신(腎)기능의 강화로 반복되던 감기와 방광염, 질염까지도 한방 치료 후에 현저히 발생이 줄었습니다.

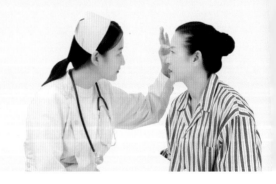

녹내장, 이렇게 고쳤어요!

조아라* 님 (*가명, 50대 여성)

---→

"수술 실패로 앞이 캄캄했는데,
밝은 시야를 되찾았어요!"

① 발병시기 및 내원 사유

2016년 무렵, 당시 50대 초반이었던 조아라 님은 우측 시야가 흐려지고 좁아지는 걸 느꼈습니다. 초기에는 피로 탓이라고 생각하고, 약국에서 안약을 사서 눈에 넣어봤습니다. 그러나 증상은 사라지지 않았고, 안과를 찾은 조아라 님은 '녹내장' 진단을 받았습니다. 증상을 먼저 느꼈던 우측은 심한 상태이고, 좌측은 진행 초기라는 것이었습니다. 안과에서 약물치료를 받았으나 효과가 없었고, 안압이 계속 상승하는 결과로 이어지고 말았습니다.

결국 조아라 님은 안과에서 수술을 권유받고, 2018년 1월에 1차 수술을 받고 2월에 2차 수술을 받았습니다. 그러나, 수술 후에도 안압은 떨어지지 않았습니다. 안과에서는 "안압이 계속 상승하면 1년 이내에 실명할 수도 있다"라며 3차 수술을 권했습니다. 그러나 2번에 걸친 수술로 지쳐버린 조아라 님은 3차 수술을 받기도 두렵고, 실명할 수 있다는 말도 두려워 심한 우울증을 앓게 됐습니다.

당시 조아라 님은 '수술을 받지 않고도 눈이 나빠지지 않았으면', '아니, 조금이라도 좋아졌으면'하는 생각밖에 없었습니다. 그런 간절함 속에서, '빛과소리 하성한의원' 관련 기사를 본 조아라 님은 저를 찾아왔습니다.

② 증상 및 진단

2018년 3월 첫 내원한 조아라 님은, 우선 주변 시야가 많이 좁아진 상태였습니다. 조아라 님은 좁은 시야 내에서조차 사물이 또렷하게 보이지 않고, 안개에 가린 듯 흐릿하다고 했습니다. 안압은 좌측 35mmHg, 우측 38mmHg로 매우 높았습니다. 진단 결과, 안압 상승으로 인한 녹내장의 전형적인 사례였습니다. 또한 손자를 돌보느라 체력도 떨어진 상태에서, 2번의 녹내장 수술로 인해 몸과 마음이 지쳐있었습니다.

더불어 조아라님은 항상 더부룩하고 가스가 차는 듯 하였으며, 조금만 스트레스를 받거나 밀가루, 찬 음식을 조금만 먹어도 바로 체할 정도로 위장 상태도 좋지 않았던데다가, 오랫동안 불면으로 수면유도제와 우울증 약을 복용하고 계셨습니다. 게다가 오십견까지 생기면서 밤낮으로 어깨 통증에 시달리셔야 했습니다.

③ 치료경과

- 치료 1주차 : 시야는 여전히 좁으나, 치료 후 이틀 정도 사물이 선명하게 보였다.

- 치료 2주차 : 시야가 조금 넓어졌다. 턱관절 경추 치료 후 목과 어깨도 편안해졌다.

- 치료 4주차 : 시야가 더 넓어졌다. 사물이 선명하게 보이기 시작했다.
  안압 13mmHg 측정.
- 치료 6주차 : 2/3 정도만 보였던 TV 화면이 전체가 보이고, 주변 물건도 보이기 시작했다.
- 손자가 폐렴, 장염으로 입원하여 3주간 치료 중단.
- 치료 9주차, 재내원 : 3주간 치료 쉬는 도중 안압 재상승 (26mmHg). 시야도 다시 좁아짐. 안과에서 재차 수술 권함.
- 치료 13주차 : 집중 치료 후 시야 다시 넓어짐.
- 치료 16주차 : 좌측 사물보다 멀리 보이던 우측 사물이 가깝게, 선명하게 보이기 시작했다.
- 치료 20주차 : 눈을 뜨기가 훨씬 편해졌다.
  안압 좌측 11mmHg, 우측 13mmHg - 정상 수치 회복.
- 치료 24주차 : 안압 평균 13mmHg 유지. 소화 및 수면 상태 호전. 수면유도제 없이도 잘 수 있게 됐다.
- 1년 뒤 경과 상담 : 6개월 동안 6번 안과 검진을 받았는데, 매 검진 시마다 안압 13mmHg 내외로 나왔다.

사례 3　　녹내장, 이렇게 고쳤어요!

　조아라님은 2번에 걸쳐 녹내장 수술(섬유주 절제술) 이후에도 안압이 조절되지 않아 3번째 수술을 앞두고 계시던 상황에서 한방 치료를 시작하셨고, 6개월이라는 다소 긴 시간이 걸렸지만, 수술 없이 안압이 정상 범위 내로 안정적으로 떨어뜨리는데 성공했으며, 시야도 일부 회복되어 전보다 더 선명하게 볼 수 있게 되셨습니다.

　조아라님은 한의학적으로 '비위허약'과 '간기울결'에 해당하십니다. 만성적인 소화 장애와 수면 장애로 인한 기혈 순환 장애가 눈의 순환을 악화시켰을 뿐 아니라 자율신경계의 불균형까지 초래했던 것으로 판단하였습니다. 한방 치료를 통해 녹내장은 물론, 우울증까지 호전되어 몸과 마음의 건강을 되찾은 조아라님은 치료 막바지에 몇 년 동안 복용하던 수면유도제까지 끊을 수 있었습니다.

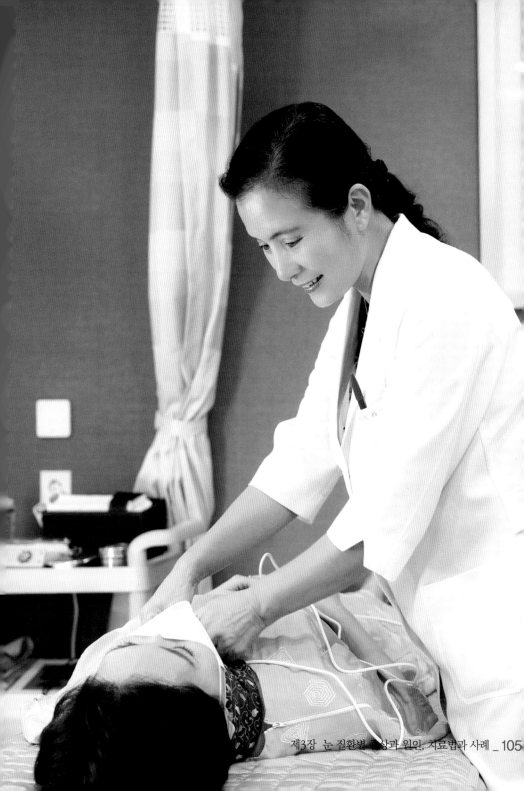

황반변성
(黃斑變性, Macular Degeneration)

1) 황반변성이란?

'눈 속의 눈', 황반세포가 손상되다

황반변성은 망막의 중심부인 황반에 이상이 생김으로써 심각한 시력장애가 초래되는 증상입니다. 황반(黃斑, Macula lutea)은 '눈 속의 눈'이라 불리는 중심 시력 기관입니다. 시세포 중에서도 사물의 색과 윤곽을 뚜렷이 구별하게 해주는 원추세포가 바로 이 황반에 밀집해있기 때문입니다. 그런데 노화 등으로 인해 황반에 노폐물이 쌓이거나, 새롭게 출현한 신생혈관이 황반의 세포를 손상시키는 경우가 있습니다. 중심시력을 담당하는 황반의 세포가 손상되면 어떻게 될까요? 당연히 중심시력이 떨어지겠지요. 이것이 황반변성입니다.

대표적인 퇴행성 망막질환인 황반변성은 보통 노화와 함께 일어나며, 당뇨병성망막병증과 녹내장, 그리고 황반변성이 노인성 3대 실명질환에 해당됩니다. 황반변성이 계속되면 망막에 출혈이나 황반부종이 일어날 수도 있고, 심한 경우 실명에까지 이르게 됩니다.

2) 황반변성은 왜 일어날까?

노화를 비롯해 가족력, 생활습관 등

황반변성의 원인은 정확히 밝혀지지 않았으나, 노화와 밀접한 연관이 있습니다. 또한 육식과 가공식품 위주의 고지방·고열량 식습관 및 그와 연관이 깊은 비만, 고혈압, 심혈관계 질환, 혈중 콜레스테롤 상승 등의 원인이 있습니다. 또한 유전적 소인(가족력), 과도한 자외선 노출, 낮은 혈중항산화제 농도, 흡연 등도 원인이 되며, 백내장 수술 후 이차질환으로 황반변성이 야기될 수 있습니다. 또한 한쪽 눈에 황반변성이 있는 환자의 42%는 5년 이내에 반대편 눈에 황반변성이 발생하는 것으로 알려져 있습니다. 특히, 고도근시와 포도막염에서 발병 가능성이 높습니다.

> **황반변성, 4년 동안 2.23배**
> 건강보험심사평가원에 따르면, 2021년 황반변성으로 진료를 받은 이들은 36만 7,463명으로 이 중 약 84.3%(30만 9,858명)가 60세 이상이었습니다. 전체적으로 황반변성 환자 수는 4년 전인 2017년(16만 4,818명)에 비해 약 223%로 늘었으며, 60세 이상은 물론 전 연령대에서 증가 추세입니다.

3) 황반변성이 발병하면?

일그러져 보이는 변형시, 중심이 어두워지는 중심암점

황반변성의 대표적인 증상에는 변형시, 중심시력 저하, 중심암점(中心暗点, Central scotoma) 등이 있습니다. 변형시는 사물이 일그러져 보이는 증상으로, 이는 황반의 망막 아래에 드루젠이라는 노폐물이 쌓이거나, 망막 아래 증식한 혈관이 망막을 왜곡시켜 생기는 현상입니다. 편평해야 할 망막이 휘어지니, 직선이 굽어보이고 글자가 흔들려 보이는 등 사물이 전반적으로 일그러져 보입니다. 시야가 흐릿해지기도 하고, 색을 전보다 구별하기 더 어려워지기도 합니다. 하지만 초기에는 이러한 증상이 약하게 나타나기 때문에 문제를 감지하기 어려운 경우가 많고, 노안이니 그렇겠지 하며 가볍게 생각하고 넘기기도

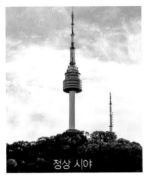
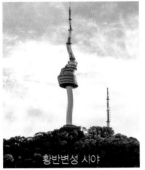
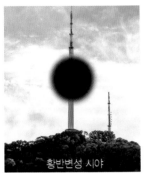

정상 시야 　　　　 황반변성 시야 　　　　 황반변성 시야

합니다. 그렇게 방치할 경우, 시력이 점점 악화되어 일상 생활이 위협을 받게 되기까지 이를 수 있어 주의가 필요합니다.

황반변성이 계속 진행되면, 시력의 중앙부위에 보이지 않는 부분이 발생하기 시작하는데 이것을 중심암점이라고 합니다. 이 중심암점은 한쪽 눈을 가리고 검사할 때 쉽게 발견할 수 있는데, 검사를 해보면, 사물의 모양과 색이 이상하게 보이고 시야의 중심부에 계속 검은 점이 나타난다는 것을 발견하게 됩니다. 이 중심암점이 점점 커지면 시력이 계속 떨어지다가, 결국 실명에 이르기도 합니다.

4) 황반변성에는 어떤 것들이 있을까?
대부분 건성, 습성은 5년 이내 실명률 50% 이상

황반변성은 건성(乾性)과 습성(濕性)으로 나누며, 대부분의 황반변성은 건성에 속합니다. 건성은 황반부의 색소상피라는 세포가 점점 위축돼 나타납니다. 그 세포에 해당하는 부위가 흐릿하게 보이거나, 굴곡져보이고, 심한 경우 검게 보이기도 합니다.

병이 점차 진행되면 건성에서 습성으로 넘어가게 됩니다. 전체 황반변성의 약 10%에 해당되는 습성은 맥락막에서 유래한 신생혈관 때문에 발생합니다. 맥락막에 풍부한 혈관층에서 노화나 염증 등으로 인해 비정상적인 혈관이 생겨나는 경우입니다. 비정상적인 혈관은 망막까지 뚫고 나오는데, 신생혈관은 약해서 쉽게 터집니다. 그래서 혈관이 터져 내부의 혈액 성분이 황반부 아래로 흘러와 고이게 됩니다. 즉, 황반부에 있는 시세포가 손상을 입어 갑작스러운 중심시력감소, 시력저하, 변형시, 암점 발생등의 증상이 나타나는 것입니다. 습성 황반변성은 건성과 달리 급성으로 진행되므로, 방치하면 실명의 위험이 높습니다. 황반변성으로 실명하는 경우는 대부분 습성에 해당됩니다.

5) 황반변성, 양의학에서는 어떻게 보고 관리할까?

현재까지 손상된 황반세포를 재생할 방법은 미개발 상태입니다. 즉 황반변성증을 완치시킬 치료법이 없는 현실입니다. 따라서 치료는 악화를 막는 방향, 즉 병의 진행을 완화시켜 남아있는 시력을 보존하는 방향으로 이뤄집니다.치료법으로는 식이요법, 항체주사, 안구 내 항체주사, 광역학요법, 레이저 광응고술, 유리체 절제술 등이 있습니다.

1. **식이요법:** 아연, 미네랄성분이 풍부한 콩, 견과류, 녹황색채소 및 필요에 따라 루테인 섭취를 권장합니다.
2. **안구 내 항체주사:** 혈관 내피세포 성장인자(VEGF)에 대한 항체를 눈 속에 주사함으로써, 망막시세포를 파괴하지 않고 망막과 맥락막의 신생혈관을 퇴행시켜 시력저하를 억제하는 치료법입니다. 치료제로 아바스틴, 아일리아, 루센티스, 비오뷰 등이 있습니다.
3. **광역학요법:** 주로 항체주사 치료 전에 사용하는 방법으로, 신생혈관만 선택적으로 제거하는 특수한 레이저 치료법입니다.

4. **레이저 광응고술**: 망막 정상조직까지 손상을 주므로, 중심부는 치료할 수 없고 주변부 신생혈관만 치료 가능한 레이저 치료법입니다.

5. **유리체 절제술**: 출혈이 심하거나, 출혈로 인한 망막박리 등이 발생했을 때 제한적으로 사용하는 치료법입니다

6) 황반변성, 한의학에서는 이렇게 보고 치료한다

한의학에서 황반변성은 중심시력이 손상되어 흐릿하게 보이거나 굴곡되어 보이고 결국에는 시야결손에 이른다는 점에서 안혼(眼昏), 안맹(眼盲), 안화(眼花) 질환에 해당됩니다.

병의 경과에 따라 시첨혼묘(視瞻昏渺: 물체가 뿌옇게 보인다), 시첨유색(視瞻有色: 눈에 색이 있는 암점이 생긴다) 등으로 구분됩니다. 기본적인 치료는 신정을 보충해주거나 담화나 화열을 빼주는 방향으로 이뤄집니다. 이런 기본 틀 안에서, 환자 개개인의 체질과 질병의 진행 정도에 맞춰 한약을 처방하고 침을 놓는 것이 보편적인 한의학적 치료법입니다.

[건성, 습성 황반변성 단계별 치료]

'빛과소리 하성한의원'에서는 전통적인 진찰법과 현대적 검진을 접목시켜

환자의 상태를 진단합니다. 황반변성의 경우에는 진단 결과에 따라 3단계의 치료를 한의학적 원리에 따라 실시합니다.

▶1단계 이수통기(利水通氣) : 실명의 위험도가 높은 습성 황반변성에서 신생혈관 생성으로 인한 부종과 출혈이 있는 단계에서 시행하는 치료법입니다. 체내의 수분을 조절하여 기를 소통시키는 방법으로 신생혈관을 안정화시킵니다.

▶2단계 청혈해독(淸血解毒) : 만성적인 시력저하로 진행되는 건성 황반변성은, 눈의 기혈 흐름이 장기간 원활하지 못하여 혈관에 노폐물이 쌓이고, 이로 인해 다양한 염증이 유발될 수 있는 상태입니다. 청혈해독 치료를 통하여 열을 내려주고, 체내의 독소를 배출시켜 혈액이 맑아지고, 혈액순환을 개선시켜 드루젠이라는 망막의 노폐물이 쌓이거나 염증을 유발하지 못하게 안정화시키기 위한 치료법입니다.

▶3단계 보간신음(保肝腎陰) : 건성 황반변성에서 눈과 깊은 관련이 있는 간과 신의 진액과 정혈을 보충하는 치료법입니다. 간, 신을 보하는 방법으로 혈액을 통한 영양공급을 증대시키며, 황반의 시세포와 신경조직의 회복을 도와줍니다.

7) 황반변성, 어떻게 예방할까?

40세 이후 정기검진, 생활습관 교정 필요

한번 파괴된 황반세포는 재생이 불가능합니다. 따라서, 40세 이후에는 정기적인 안과검진이 필수입니다. 또한 고혈압, 고지혈, 당뇨 등 대사성 질환 예방은 물론 바른 자세, 밸런스 운동 등으로 경추와 턱관절 등의 바른 자세를 유지하는 것, 밸런스 운동 등을 통해 경추와 턱관절 등의 균형을 유지하는 것이 중요합니다. 황반변성은 식생활과도 연관이 깊습니다. 육류와 가공식품을 줄이고 신선한 과일과 채소, 등푸른 생선 등을 충분히 섭취해야 합니다. 또한 증상 및 체질에 따라 적절한 눈영양제(루테인, 지아잔틴)를 처방 받아 복용하는 것을 권장합니다. 비타민과 항산화제는 황반색소의 노화로 인한 손상을 줄여 망막 건강을 유지함으로써 황반변성 예방에 도움을 줍니다.

흡연의 해로움은 굳이 말할 필요가 없을 것입니다. 흡연자의 황반변성 발병률은 비흡연자의 3.5배에 달합니다. 흡연은 맥락막 순환에 손상을 줌으로써 혈중 항산화인자를 떨어뜨리고 맥락막 혈관수축을 일으킵니다. 따라서, 황반변성이 우려될 경우 금연과 절주는 필수입니다. 자외선 및 청색광도 황반변성 유발요인이 됩니다. 외출 시에는 모자와 선글라스 등으로 자외선에서 눈을 보호하고, 모니터, 스마트폰을 보는 것도 적절히 제한해야 합니다.

개인별 맞춤형 한약과 약침

'빛과소리 하성한의원'에서는 단계에 맞춰 황반변성을 치료합니다. 이수통기, 청혈해독, 보간신음 3단계에 맞춰 한약과 약침을 처방하는데, 이 때 같은 단계의 환자라고 하더라도 다 같은 한약과 약침을 처방하지는 않습니다. 환자 개인의 체질과 구체적인 증상 등을 모두 고려해, '맞춤형' 한약과 약침을 처방합니다. 그와 함께 물리치료를 실시하고, 식생활 등 생활습관 개선을 통해 질환의 근본적인 원인을 해결하는 방향으로 치료를 실시합니다.

황반변성 자가진단법 (암슬러격자 테스트)

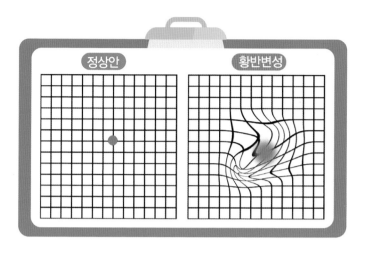

① 밝은 조명 아래 평소 사용하는 안경이나 렌즈를 착용하고 한쪽 눈을 가린다.
② 30~40cm 정도 거리에서 격자의 중심점에 시선을 고정한다.
③ 반대편 눈도 동일하게 진행한다.

- 글자가 흔들려 보이고 직선이 굽어 보이며 책이나 신문에서 공백이 느껴진다.
- 사물의 모양이 찌그러져 보이거나 색이 이상하게 보이고 시야가 흐릿해진다.
- 사물의 가운데가 검거나 빈 부분이 있는 것처럼 보이며 시력 자체가 저하된다.
- 치료없이 방치되면 시력이 0.1 이하로 떨어지며 사물의 왜곡현상이 심해지다 아예 실명에 이른다.

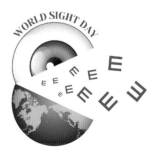

사례 1 **건성 황반변성**, 이렇게 고쳤어요!

윤찬영* 님 (*가명, 21세 남성)

"시야 흐림, 굴곡감이 사라져서…"

① 발병시기 및 내원 사유

윤찬영 님은 최근 들어 부쩍 오른쪽 눈이 침침하고 흐리게 보이기 시작했습니다. 피곤해서 그렇겠지 하던 어느 날 모니터를 보는데 약간 굴곡지게 보이는 것이 이상해 안과에 내원하셨고, 검사 후 '건성 황반변성'이라고 진단을 받으셨습니다. 그러나 황반변성 초기에는 적합한 치료가 없다는 이야기를 듣고 '빛과소리 하성한의원'의 문을 두드리셨습니다.

② 증상 및 진단

· 시야 흐림 : 오른쪽 눈 중심부가 흐리게 보이는 느낌.

· 굴곡감 : 오른쪽 시야가 10~20% 정도 굴곡되어져 보이는 느낌.

· 안구통 : 건조할 때 안구 통증 발생.

· 시력저하 : 나안 시력-왼쪽 1.2, 오른쪽 0.2 / 교정 시력- 오른쪽 0.4

③ 치료경과

· 나안시력 우측 0.2 -> 0.6, 좌측 1.2 -> 1.5

· 교정시력 우측 0.2 -> 1.0으로 호전.

· 중심부 흐림 증상, 굴곡감 전부 소실.
· 치료 종료 후 동일한 안과에 가서 다시 검사를 받았는데, 안저 검사도 깨끗
  하고 특별히 이상이 발견되지 않는다는 소견.

치료 후 시력 변화 (나안 시력)

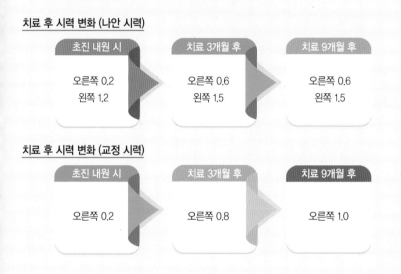

초진 내원 시	치료 3개월 후	치료 9개월 후
오른쪽 0.2	오른쪽 0.6	오른쪽 0.6
왼쪽 1.2	왼쪽 1.5	왼쪽 1.5

치료 후 시력 변화 (교정 시력)

초진 내원 시	치료 3개월 후	치료 9개월 후
오른쪽 0.2	오른쪽 0.8	오른쪽 1.0

치료후기

건성 황반변성에 한방 치료의 목적은, 윤찬영 님처럼 왜곡감, 굴곡감, 시력
저하 등 건성 황반변성으로 인해 불편한 증상을 없애는 것과 함께, 향후 습성
황반변성으로 진행을 막는 것입니다. 황반변성의 초기 단계, 건성 황반변성의
단계에서는 현재 양의학적으로 특별한 치료법이 없는 실정입니다. 정기 검진
과 눈 영양제 (루테인, 지아잔틴 등) 복용을 권유하는 정도가 전부입니다.

사례 1 **건성 황반변성,** 이렇게 고쳤어요!

　그러나 윤찬영 님은 초기임에도 불구하고 시야 흐림, 굴곡감 등의 증상이 있었으며, 더불어 시력도 많이 떨어져있는 상태였습니다. 젊은 나이에 황반변성을 진단받으셨다는 것에 대하여 굉장히 불안해하시면서 치료를 시작하셨습니다. 치료 후, 황반변성으로 인한 시야 흐림, 굴곡감이 사라져서 전보다 더 사물을 또렷하게 볼 수 있게 되셨고, 내원 당시 0.2였던 교정 시력이 9개월간의 치료 후 1.0까지 회복되셨습니다.

　더불어 굴절 이상에 따른 시력의 저하까지 개선되어, 안경을 벗은 상태로 측정한 나안 시력 또한 0.2에서 0.6까지 개선되었습니다. 앞으로 학업, 취업 등으로 눈을 과사용할 일들이 많겠지만, 꾸준한 관리를 통해 윤찬영 님께서 좋은 시력을 계속 유지하실 수 있기를 바랍니다.

홍세민* 님 (*가명, 45세 남성)

"'빛과소리 하성한의원' 다섯 글자가 끊기지 않고 보여요"

① 발병시기 및 내원 사유

홍세민 님은 2017년 10월, 안과에서 황반변성이라는 진단을 받고 충격에 빠졌습니다. 더욱 놀라운 것은 "노화에 따른 증상이라 완치가 불가능하다"라는 말이었습니다. 이제 45세, 건강에 유난히 신경을 쓰던 늦둥이 아빠로서는 엄청난 충격이었습니다. 홍세민 님은 서점에서 황반변성에 관한 책을 모두 찾아서 읽기 시작했습니다. 결국 해당 분야에 대해 나름 전문가가 된 홍세민 님은 인터넷에서 '빛과소리 하성한의원'에 대해 접하고 내원했습니다.

② 증상 및 진단

2018년 2월, 홍세민 님은 첫 내원 당시 왼쪽 눈 시야의 중앙 부분이 흐려진 상태였습니다. 전체 시야의 3/5 정도만 보였고, 보이지 않는 부분은 점점 커지고 있었습니다. 눈을 감으면 왼쪽 눈 중앙의 흐릿한 부분이 보름달처럼 커지면서 하얗게 변하곤 했습니다. 홍세민 님에게 "빛과소리 하성한의원"을 읽어보시라고 했더니, 정중앙에 있는 '한'자가 안 보이고 바로 옆 '성'과 '의'는 흐릿하지만 보인다고 했습니다.

하성한의원 ▶▶ 하성한의원

건성 황반변성, 이렇게 고쳤어요!

③ 치료경과

- 치료 1주차 : 약침 치료 후 눈을 감으면 중앙이 보름달처럼 하얗던 부분이 많이 엷어졌다. "빛과소리 하성한의원"에서 정중앙의 옆에 있는 '성'을 읽을 때 약 10%, '의'를 읽을 때 약 20% 호전되었습니다.

- 치료 2주차 : 이전에 비해 시야가 트였다. "빛과소리 하성한의원"에서 '성', '한', '의'가 전보다 또렷하게 보인다.

- 치료 5주차 : 치료 전에는 시야가 3/5 정도 보였다면 지금은 약간 넓어져서 4/5 정도 보인다.

- 치료 6주차 : 시야가 80% 정도 회복된 것 같다. "빛과소리 하성한의원"에서 정중앙의 '한'이 더 또렷하게 보이기 시작했는데, 아직까지는 볼록하게 왜곡돼 보인다.

- 치료 7주차 : 시야가 8~90% 정도 전반적으로 회복된 것 같다.

  (이후 5개월 동안 해외 출장으로 치료 일시 중단)

- 5개월 후 재내원 : 5개월 전 마지막 내원 시 회복됐던 상태 유지. 시야 90% 이상 회복

치료후기

황반변성은 중심 부위부터 시력이 떨어지므로, 환자의 충격이 큰 편입니다. 특히 홍세민님은 45세라는 아직 젊은 나이에 황반변성 진단을 받아, 충격을 크게 받은 상태였습니다. 첫 내원 당시 실명에 대한 두려움으로 얼굴이 매우

굳어져 있었으며, 목소리에는 분노가 가득했습니다.

그러나 치료를 시작한 지 3~4주가 지나자, 홍세민 님의 표정이 부드러워졌습니다. 홍세민 님은 한의원 직원들에게 늦둥이 자랑을 하며, 아이를 위해서라도 꼭 치료해야 한다는 강한 의지를 표명했습니다.

또한 상태가 좋아지자, 분노를 표출했던 것보다 더 강하게 병원에 대한 신뢰와 감사도 표현했습니다. 이런 환자분들의 긍정적인 변화를 보며 느끼는 보람이, 난치성 치료를 계속 이어나갈 힘으로 돌아옵니다.

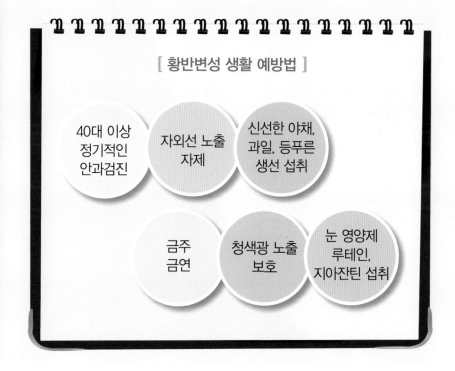

[황반변성 생활 예방법]

40대 이상 정기적인 안과검진

자외선 노출 자제

신선한 야채, 과일, 등푸른 생선 섭취

금주 금연

청색광 노출 보호

눈 영양제 루테인, 지아잔틴 섭취

노희숙* 님 (*가명, 67세 여성)

"토막토막 갈라졌던 상이 제대로 보여요"

① 발병시기 및 내원 사유

노희숙 님은 어릴 때부터 왼쪽 눈의 시력이 많이 나빴습니다. 왼쪽 눈으로는 사물의 형체만 간신히 분간할 정도였는데, 안과에서도 원인을 알 수 없다고 했습니다. 왼쪽 눈의 시력을 조금이라도 회복시키기 위해 일곱 살 때 수술도 받았으나, 별 효과가 없었습니다. 2015년, 오른쪽 눈까지 백내장이 발생해 시력이 떨어졌고, 안과에서는 수술을 권했습니다.

오른쪽 눈의 시력이라도 꼭 지켜야 했기에 노희숙 님은 그해 백내장 수술을 받았으나, 수술 후에도 오른쪽 눈의 시력은 크게 나아지지 않았던 데다가, 점점 시간이 갈수록 사물들이 토막토막 갈라진 형태로 보이기 시작했습니다. 안과 검진 결과, 이번에는 황반변성이 왔다는 것입니다. 그리고 황반변성은 노화로 인한 질환이므로 달리 방법이 없다는 이야기를 듣게 되었습니다. 다른 치료법이 없나 수소문하시던 끝에 친구의 소개로 '빛과소리 하성한의원"에 내원하시게 되었습니다.

② 증상 및 진단

첫 내원 당시 노희숙 님은 사물들이 토막토막 갈라진 채 보이는 증상이 매우 심해진 상태였습니다. 또한, 햇빛을 본 후에는 사물들이 흔들리면서 굴곡진 형상으로 보이며, 실내에서 앞을 볼 때는 안개가 끼어 있는 듯하다 하였습니다.. 노희숙 님은 색깔도 잘 구분하지 못했는데, 특히 초록색과 노란색을 구분하지 못했습니다.

③ 치료경과

- 치료 3주차 : 눈에 안개가 낀 듯한 증상이 조금 호전됐다. 안개가 걷힌 듯 좀 더 잘 보인다.

- 치료 4주차 : 사물이 토막토막 갈라져 보이는 증상이 절반 정도로 줄었다.

- 치료 5주차 : 시야는 맑아지고 넓어졌다. 치료 후 집으로 돌아가는 차 안에서 창밖 풍경이 맑아진 걸 느낀다.

- 치료 6주차 : 햇빛에 사물이 흔들리거나 굴곡돼 보이던 증상이 없어졌다. 다만, 초록과 노랑은 아직 구분하기 어렵다.

- 치료 7주차 : 이번 주 안과 검진을 했는데, 병이 진행을 중단한 듯하며, 상태가 많이 좋아졌다고 했다.

- 치료 10주차 : 사물의 형태가 뚜렷하게 보인다. 햇빛이나 전등 등 빛을 보면 눈이 부시던 증상, 안개가 낀 듯한 느낌은 거의 다 사라졌고, 사물이 갈라져서 보이는 증상은 약 70% 사라졌다.

- 치료 12주차 : 이제 초록과 노랑을 구분할 수 있다. 사물의 형태가 토막토막 갈라져 보이던 증상은 말끔히 사라졌다. 이제 사람이나 사물을 보는 데는

아무런 불편함이 없다.

치료후기

치료를 시작한 지 6주쯤 지났을 때, 노희숙님께서 "원장님 얼굴이 이제야 제대로 보이네요. 나이에 비해 젊고 총명해 보이세요."라며 칭찬을 해주셨던 기억이 납니다. 차분한 성격의 노희숙 님은 삶의 가장 큰 즐거움이 독서라고 하시면서, "책을 마음껏 읽을 수 있었으면 좋겠다. 책을 읽을 만큼만 눈을 회복시켜달라"고 호소했습니다. 12주 간의 치료 후 "이제는 돋보기를 끼고 2시간 정도는 책을 볼 수 있게 됐어요."하며 기뻐하셨습니다.

무엇보다 초록색과 노란색 신호등의 구분이 가능해져서 즐겨 찾던 교보문고까지 직접 운전하여 책을 구입해 올 수 있는 일상의 회복에 독서의 기쁨이 배가된다고 하시며, 시집 한 권과 노란 후레지어 꽃다발을 진료실에서 건네주신 날은 저 역시 기쁨과 감사의 하루로 기억됩니다.

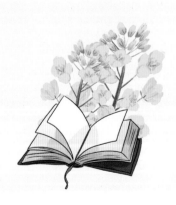

습성 황반변성, 이렇게 고쳤어요!

윤순희* 님 (*가명, 65세 여성)

"시력과 시야를 일부 회복"

① 발병시기 및 내원 사유

윤순희 님은 10년 전 양쪽 눈에 망막 혈관의 파열로 수술을 받으셨었습니다. 다행히 당시에는 실명은 면했으나, 시력이 다소 떨어져있던 상태에서, 3~4년 전부터는 습성 황반변성 및 녹내장까지 발생하여 시력은 계속 악화되고 있었습니다. 내원 당시 좌측은 거의 실명 단계이셨으며 남아있는 우측 눈마저 나안시력 0.03, 교정시력 0.04의 상태로 혼자서는 외부 보행이 불가능한 상태이셨습니다. 신생혈관으로 인한 출혈과 부종, 조절 되지 않는 안압으로 안압약을 2종 사용하고 계셨으며, 레이저 시술도 여러 차례 받으셨고, 유리체 내 항체 주사(아바스틴, 아일리아) 치료를 좌측 눈에는 5회, 우측 눈에는 9회 받으셨습니다.

② 증상 및 진단

왼쪽 눈은 3~4년 전부터 실명된 상태였고, 오른쪽 눈은 나안시력 0.03, 교정시력 0.04로, 오른쪽 눈으로도 거의 보이지 않는데다가, 보이는 부분마저 굉장히 흐릿하게, 뿌옇게 보이는 상태였습니다. 더불어 눈부심, 이물감이 심해 특히 아침에 눈을 뜨기가 힘들다고 호소하셨습니다.

처음 내원 당시, 50cm 앞 사람의 이목구비를 구분하지 못했고, 아무것도 제대로 보이는 것이 없어 혼자 걸어 다니면 사물에 계속 부딪혀서 홀로 바깥 외출이 불가능한 상태였습니다.

③ 치료경과

- 치료 4주차 : 출혈 흡수와 함께 황반 부종 1/3 가량 감소. 항체주사 맞지 않아도 될 정도로 상태 호전되어 주사 보류 되었다.

- 치료 6주차 : 시야가 조금 분명해졌었는데, 명절 연휴 기간에 무리했더니 다시 흐릿해졌다.

- 치료 8주차 : 안개 낀 듯이 뿌옇고 시야 흐릿함 감소되었다.

- 치료 16주차 : 우측 교정시력 0.04 -> 0.1로 호전. 나안시력 0.03->0.06으로 호전되었고, 바깥 보행 가능해지고, 아는 길은 혼자 다니기 시작하였다.

- 치료 32주차 : 우측 교정시력 0.15, 나안시력 0.1로 호전되고, 실명에 가까웠던 좌측 눈도 주변부 시야 일부 밝아지고, 동네에서는 혼자서 일상생활이 가능해졌다.

치료 후 시력 변화 (오른쪽 눈)

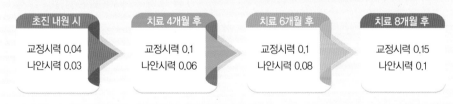

초진 내원 시	치료 4개월 후	치료 6개월 후	치료 8개월 후
교정시력 0.04 나안시력 0.03	교정시력 0.1 나안시력 0.06	교정시력 0.1 나안시력 0.08	교정시력 0.15 나안시력 0.1

윤순희님은 지난 10년 간 심각하게 진행된 시력 저하 뿐 아니라, 다른 여러 가지 두경부 질환으로 고통받고 있으셨습니다. 10년 전 좌측 귀로 돌발성 난청이 발생하고는 청력이 회복되지 않아 보청기를 착용하고 계셨으며, 4년 전에는 뇌종양이 발견되어 수술을 받으셨고, 내원하시던 중간에 목, 경추에 발생한 종양으로 수술을 한 차례 더 받으셔야 했습니다. 더불어 10년 동안 목, 어깨 통증, 두통, 불면까지 시달리면서 신경과 약을 복용하지 않으면 잠을 제대로 주무실 수 없으시던 상태였습니다.

이처럼 윤순희님께서 여러 가지 두경부 질환으로 고생하시게 된 원인을 찾아보았을 때, 구조적인 문제가 두드러졌습니다. 윤순희 님의 경우, 10년 전부터 잇몸 손상으로 인해 좌측 치아만 사용을 해오셨습니다.

수년 간 치아를 한쪽으로만 사용하셨기에 턱관절의 불균형은 물론, 경추와 두개골의 바른 정렬이 무너지셨던 것이고, 이것이 두경부로 가는 혈행에 문제를 야기했을 것으로 추정됩니다. 이를 바로 잡기 위해, 경추 2~3번을 중점으로 황반부의 혈류를 개선하는 침 치료, 운동 치료를 시행하였고, 신생혈관의 출혈과 부종을 조절하기 위해 약침과 이수통기(利水通氣) 한약을 처방하였습니다. 그 결과, 다행이도 출혈과 부종이 많이 흡수되면서 시력과 시야를 일부 회복하실 수 있었습니다.

망막박리
(網膜剝離, Retinal Detachment)

1) 망막박리란?
장마철 벽지처럼 망막이 들뜨는 현상

망막박리는 눈의 망막층이 '박리(剝離)', 즉 벗겨졌다는 뜻입니다. 망막은 사물의 상이 맺히는 곳으로, 안구의 뒤쪽 내벽에 붙어있어야 하며, 유리체는 끈적끈적한 젤(Gel) 타입으로 망막에 붙어있어야 합니다.

노화 등의 이유로 유리체가 물처럼 액화되거나, 외부 충격 등으로 흉터가 생기면 유리체는 흐물흐물해지고 일그러집니다. 그렇게 변질된 유리체는 안구 내부에서 이리저리 밀리다가 자신과 붙어있던 망막을 잡아당기게 됩니다. 이때, 유리체가 망막에 밀착돼있거나 망막이 얇으면, 망막이 벗겨지고 찢어지기도 합니다. 그렇게 찢어진 벽지 사이로 녹은 접착제가 스며들 듯, 벗겨진 망막 틈으로 액화된 유리체가 물처럼 스며듭니다. 그러면, 장마철 습기를 먹은 벽지처럼 망막이 안구 내벽에서 들떠버립니다. 이것이 망막박리입니다. 망막이 벗겨져 들뜨면, 어떤 문제가 생길까요? 우선 망막에 영양공급이 제대로 되

유리체의 노화현상

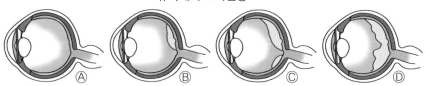

A와 같이 눈 속을 가득 채우던 유리체는 B와 C 과정을 거쳐 완전히 망막에서 떨어지는 D과정을 거친다. 이러한 과정에서 다양한 망막질환이 발생할 수 있으며 황반원공도 그 중 하나이다.

지 않습니다. 시세포가 제 기능을 발휘하지 못하고, 시야결손과 시력저하 증상이 나타납니다. 방치하면 그 범위가 점점 커지면서 영구적인 망막위축이 생기고, 실명에 이를 수 있는 무서운 질환이 이 망막박리입니다.

국내 망막박리 환자, 계속 늘어

건강보험심사평가원 통계에 따르면, 2020년 국내 망막박리 환자 수는 9만 7,045명으로 2010년 5만 3,148명 대비 82.6% 증가했습니다. 연령별로는 50대가 2만 4,602명으로 가장 많았습니다. 그 다음이 60대(2만 4,134명), 40대(1만 3,624명), 20대(1만 2,503명) 순으로 나타났습니다. 2010년 대비 연령대별 증가율은 80세 이상이 207.2%로 가장 높았으며, 60대(149.6%), 70대(124.1%), 50대(122.4%) 순으로 나타났습니다.

2) 망막박리는 왜 생길까?

고도근시 환자는 특히 주의!

망막박리는 왜 일어날까요? 우선, 흔한 이유로 노화를 들 수 있습니다. 인체가 노화하면 유리체도 노화합니다. 유리체가 노화한다는 것은, 젤 타입이었던 것이 탄성을 잃고 물처럼 되는 것입니다. 노화로 인한 망막박리는 40세 이후에 나타나는 게 일반적입니다. 고도근시가 있다면 연령과 무관하게 망막박리가 발생할 수 있습니다.

고도근시는 안구의 축이 지나치게 길어서 생기는데, 그 길어지는 과정에서 망막이 당겨져 벗겨지는 것입니다. 고도근시는 망막박리를 비롯해 녹내장, 황반변성 등 각종 눈 질환을 일으킬 가능성이 높습니다. 고도근시가 없어도 정기적인 안과검진이 필요하지만, 고도근시가 있다면 말할 필요가 없겠지요. 또한 외상(外傷), 눈 수술, 가족력, 당뇨 등의 합병증도 망막박리의 원인이 될 수 있으니 유의해야 합니다.

3) 망막박리가 발생하면?

비문증으로 시작, 검은 장막이 펼쳐져

망막박리는 종종 비문증과 함께 언급되는데, 이는 망막박리의 초기 증상이 비문증이기 때문입니다. 눈앞에 먼지나 벌레 같은 물체가 둥둥 떠다니는 '비문증'이 발생하기도 하고, 눈앞이 번쩍거리는 '광시증'도 동반할 수 있습니다. 망막이 박리되는 과정에서 망막혈관이 상하여 심한 유리체 출혈이 동반되기도 하는데, 이럴 경우 갑자기 실명 상태에 이르기도 하나, 대개 1~2주 후 유리체 출혈이 흡수되면서 시력은 어느 정도 회복됩니다.

망막박리는 대개 주변부에서 시작되므로, 시야결손도 주변부부터 일어납니다. 윗부분이 박리되면 아랫부분에, 아랫부분이 박리되면 윗부분에 시야결손이 나타납니다. 박리가 진행되면 시야결손이 차츰 확대돼 마치 눈앞에 검은 장막이 쳐진 느낌을 받게 됩니다. 망막의 중심부인 황반부(黃斑部)까지 박리될 경우, 중심시력이 심하게 떨어지면서 색상을 구분하지 못하고 물체가 일그러져 보이는 증상이 일어납니다. 안압상승이 주된 원인이 되는 녹내장과는 대조적으로, 망막박리 환자의 경우 대개 안압이 정상수치보다 낮습니다.

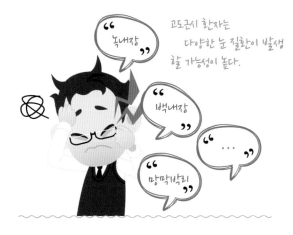

4) 망막박리에는 어떤 것들이 있을까?

① 열공성 망막박리

망막에 열공(裂孔, 찢어져서 난 구멍)이 생겨서, 액화된 유리체가 망막 아래로 스며들어 망막이 안구 내벽에서 떨어지는 경우입니다. 대부분의 망막박리이 여기에 해당됩니다.

② 비열공성 망막박리

망막에 열공이 없는데 망막박리가 생긴 경우입니다. 대개 당뇨합병증인 당뇨망막병증, 포도막염, 망막혈관염 등의 질환이 원인이 됩니다.

비열공성 망막박리는 다시 '견인성(牽引性, 끌어당기는 성질)'과 '삼출성(滲出性, 외부자극에 대한 염증으로 피가 새는 성질)'으로 나눌 수 있습니다. '견인성 망막박리'는 안구 내 섬유조직이 망막을 끌어당겨 생기며, '삼출성 망막박리'는 안구 내 종양, 삼출성 망막염, 포도막염 임신중독증 등의 이유로 맥락막에서 샌 혈액의 성분이 망막 아래에 고여 발생합니다.

5) 망막박리, 오래 방치하면?

망막박리를 방치하면 박리된 범위가 망막전체로 확산됩니다. 그럴 경우 백내장, 안구 내 출혈, 망막위축 등의 합병증이 일어납니다. 심한 경우 안구의 크기가 줄어드는 '안구위축'이 일어나는데, 이 경우 실명할 위험이 있습니다.

6) 망막박리, 양의학에서는 어떻게 보고 관리할까?

망막박리는 안구의 내부 검사와 안저 검사, 시야검사, 초음파 검사의 결과를 종합해 진단합니다. 망막박리는 유리체의 액화나 내부 흉터 등으로 망막이 들뜨는 것이므로, 우선 안구 내부를 검사해 유리체와 망막의 상태를 살펴야 합니다.

검안경과 세극등(細隙燈)현미경 검사로 유리체와 망막 상태를 살핀 후, 안저 촬영을 해 안구 내 검사에서 놓친 손상과 혈관의 상태를 관찰합니다. 그런데, 유리체 출혈이나 백내장 등으로 안구 내부가 혼탁하면 망막 상태를 제대로 관찰할 수 없습니다. 이런 경우, 초음파 검사를 활용합니다.

대부분의 망막박리는 '열공성 망막박리'입니다. 망막은 신경조직이므로 직접적인 봉합이 불가능합니다. 따라서 수술로 망막에 생긴 열공을 봉합할 수는 없습니다. 열공성 망막박리 수술의 목적은, 들떠있는 망막을 안구 내벽에 다시 붙여주는 것입니다. 열공 주위의 망막을 망막색소상피에 접합시켜 영구적 유착을 꾀합니다. 만일 수술을 하지 않거나, 한다고 해도 망막의 외측에 섬유성 인대가 발생해버린 후에는 성공률이 현저히 떨어집니다. 또한 수술이 성공해도, 시력이 떨어질 위험을 안고 있습니다.

'견인성 망막박리'는 안구 내 섬유조직에 의해 망막이 견인된 경우입니다. 이 경우 유리체 절제술을 통해 그 섬유조직을 제거해 치료합니다.

'삼출성 망막박리'는 맥락막에서 혈관이 새서 발생하는 것입니다. 이 경우 수술보다 레이저를 사용한 광응고 치료법이 선호됩니다. 광응고(光凝固)는 열로 혈관의 새는 부위를 응고시키는 방식입니다.

7) 망막박리, 한의학에서는 이렇게 보고 고친다

한방에서는 망막 질환이나 시신경 질환을 안혼(眼昏), 안맹(眼盲)이라 합니다. 안혼(眼昏)은 눈(眼)이 어두워졌다(昏)라는 뜻으로, 시야가 뚜렷이 밝지 않다고 느끼는 시력저하 증상입니다. 안맹(眼盲)의 맹(盲)은 '맹인'에 쓰는 그 '맹'

자입니다. 즉, 완전히 시력을 상실해 사물을 볼 수 없는 실명을 의미합니다.

망막박리는 안혼, 안맹의 대표적인 질환이며, 한의학적인 질환명은 '형성만목(螢星滿目)'입니다. 눈동자에 외적인 증상 변화가 없이, 반딧불(螢)의 빛이나 미세한 별(星)빛이 가득한(滿) 눈(目)이라는 뜻입니다. 때로는 전광, 섬광이 보이며 심하면 화염(火焰)이 비치는 느낌도 드는 것이 망막박리입니다.

서양의학에서 망막에 열공이 생기고 망막이 박리되거나 유리체가 박리될 때 나타나는 '광시증(光視症, Photopsia, 빛이 없는 어둠 속에서 빛을 느끼는 현상, 섬광증이라고도 함)'과 비슷한 증상입니다. 형성만목과 망막박리, 비문증으로 시작해서 악화되면 시력장애를 일으킨다는 공통점을 지닙니다.

8) 망막박리, 한의학에서는 이렇게 치료한다

안맹, 안혼은 신장의 음정(陰精)이 손상되거나 담화나 화열 등으로 인해 발생합니다. 따라서 보수영신탕(補水寧神湯)과 대보원전(大補元煎)에 원지(遠志), 산조인(酸棗仁), 용안육(龍眼肉)을 배가(倍加)해 사용합니다. 또한 음기가 부족해 허열이 심해지는 음허화왕(陰虛火旺)이 보이면, 자음강화탕(滋陰降火湯)을 투여하며 가미감리환(加味坎離丸)을 사용해 치료합니다.

허증과 실증, 급성과 만성

'빛과소리 하성한의원'에서는 기능적으로 허증(虛證)과 실증(實證)으로 나눠 치료합니다. 허증에 속하는 기허증과 혈허증, 신허증에는 각각 기와 혈액과 신정(腎精)을 보충하는 한약을 처방하고, 그에 적합한 약침으로 경락을 자극하는 동시에 약물을 주입합니다. 반대로 실증에 속하는 환자는 간에 화나 열을 제거하는 한약과 약침을 처방합니다.

  그와 함께 구조적으로 목경추와 턱관절 접형골 등의 비정형 상태를 바로잡아 망막과 유리체 부위로 혈류의 흐름을 원활하게 조절합니다. 질병을 악화하는 생활습관을 교정하고, 식이요법을 병행하게 합니다. 망막박리는 급성이어서 병력이 짧다면 1차 치료로 만족할 만한 결과가 나옵니다. 그러나 만성의 경우에는 치료기간을 길게 잡아야 합니다. 1차 치료로 증상이 완화됐다고 해도, 재발이나 악화를 막기 위한 2차 치료가 필요합니다.

9) 망막박리, 어떻게 예방할까?

충격과 자극은 피하고, 검진과 영양은 챙기고!

  망막박리가 발생한 적이 있거나, 가족 중 망막박리 환자가 있는 사람은 정기적으로 안과 검진을 받아야 하며, 눈에 가해지는 작은 충격도 치명적일 수 있으니 주의해야 합니다. 고도근시, 무수정체(無水晶體, Aphakia, 수정체가 없는 상태, 대부분 백내장 수술로 적출한 경우) 등도 망막박리가 발생하기 쉽습니다. 눈에 조금이라도 이상한 느낌이 들면, 지체 없이 안과 검진을 받아야 합니다.

  눈에 충분히 휴식을 줘야 하며, 과음이나 과로로 간장에 부담을 주지 말아야 합니다. 음식은 비타민A가 풍부한 난황, 유제품, 시금치, 당근, 파슬리 등을 충분히 섭취하되, 초콜릿, 생강, 마늘, 고추 등 자극적인 식품은 자제하는 것이 좋습니다.

망막박리, 이렇게 고쳤어요!

송영자* 님 (*가명, 70대 여성)

"이제, 혼자 다닐 수 있어요"

① 발병시기 및 내원 사유

고도근시와 고혈압으로 고생하던 송영자 님은 2012년, 좌우 백내장 진단을 받고 수술을 받았습니다. 그러나 1년 후인 2013년, 오른쪽 눈에 망막박리가 생기고 말았습니다. 병원에서는 수술을 권했습니다. 송영자 님은 망막을 안구 벽에 유착시키기 위해 가스 주입 시술을 받았는데, 효과가 없자 실리콘 기름 주입 수술을 받았습니다. 2년 후인 2015년 기름을 제거했지만, 시력은 회복되지 않았습니다. 2016년, 왼쪽 눈에도 망막박리가 생겨 기름 주입 수술을 받았고 역시 2년 후인 2018년 3월 제거했습니다. 기름을 제거하기 약 2주 전부터 시력이 계속 나빠졌는데, 병원에서는 '망막은 잘 붙었으나, 망막 바닥 세포와 시신경 세포가 약해지는 상태'로 추정했습니다. 2018년 4월, 송영자 님은 '빛과소리 하성한의원"의 문을 두드렸습니다. 왼쪽 눈만이라도 시력을 되찾겠다는 간절함으로 수소문한 끝에 내원한 것입니다.

② 증상 및 진단

내원 당시 송영자 님은 거의 앞을 볼 수 없는 상태였습니다. 특히 오른쪽 눈 상태가 심각했습니다. 20cm 앞의 손가락 개수도 구분하지 못했습니다. 왼쪽 눈은 오른쪽 눈보다는 덜 심각했지만, 시력검사표 최상단의 큰 글씨도 1m 앞까지 와야 볼 수 있었습니다. 당연히 혼자 외출이 불가능했고, 계단을 오르내리는 것도 위험할 정도였습니다.

③ 치료경과

- 치료 1주차 : 왼쪽 눈의 시력이 일시적으로 돌아왔다. 치료 후 밤에 조명을 켜자, 현관 탁자에 놓인 성모상의 모습이 보였다.

- 치료 4주차 : 왼쪽 눈이 하루는 밝아졌다가 하루는 다시 어두워지곤 한다.

- 치료 6주차 : 안개 속에 있는 것처럼 뿌옇지만, 보이지 않던 사물의 윤곽이 보인다. 안과 진료 결과, 망막이 잘 붙어있고 상태가 나아졌다고 한다.

- 치료 9주차 : 시야가 넓어지기 시작했다. 사물이 좀 더 또렷하게, 밝게 보이기 시작했다.

- 치료 11주차 : 사람의 형체는 보이는데, 아직 누구인지 분간하기는 어렵다.

- 치료 13주차 : 이제 사람의 얼굴을 마주하고 집중해서 보면 이목구비를 알아볼 수 있게 됐다. 내원 2~3일 전에 안과 검진을 받았는데, 망막이 잘 붙어있고 시신경도 많이 살아있다고 했다.

- 치료 17주차 : 핸드폰을 크게 확대한 화면 정도는 보인다. 혼자서 가까운 곳은 외출이 가능할 정도로 상태 개선. 개선된 상태 유지되는 것 확인 후 치료 종결 하였다.

망막 박리는 수술 등 응급 조치가 늦어지면 실명의 위험이 큰 질환입니다. 발병 전에 특별한 증상이 있지도 않아 미리 알고 예방하는 것도 쉽지 않습니다. 망막박리에 있어 한의학적 치료의 목적은 크게 세 가지 입니다.

첫째, 초기에 눈의 환경을 개선하여 망막 열공이나 박리의 진행과 악화를 막고, 예방합니다.

둘째, 망막박리의 반복적인 재발을 방지합니다.

셋째, 수술 후에 망막 세포 및 시신경 세포의 회복을 도모하여, 시력과 시야를 개선시키고자 합니다.

이처럼 양방 및 한방 병행 치료를 통해 망막박리로 인한 실명의 위험을 막고 최선의 치료 효과를 얻고자 합니다. 송영자님의 경우 좌, 우측에 걸쳐 3차례의 망막박리 수술을 진행하였으나 거의 실명에 가까운 손상을 받고, 실내에서 혼자 화장실을 출입하는 것조차 어려운 상황이셨습니다. 다행히 한방 치료를 통해 시력의 호전을 보여 혼자서 외부 보행까지 가능해지셨습니다. 만약 한방 치료를 좀 더 일찍 병행해서 시작하셨다면, 좌측의 박리를 막을 수 있지 않았을까 하는 안타까움은 다소 있습니다.

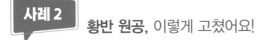

김문종* 님 (*가명, 70대, 남성)

"0.9까지 시력이 정상적으로 회복"

① 발병시기 및 내원 사유

김문종님은 2년 전 백내장 수술 후, 수술은 잘 되었으나, 몇 개월 뒤 독감을 심하게 앓고 폐렴으로 입원하는 등 체력이 급격히 떨어지시더니, 눈이 점점 잘 안 보이기 시작했다고 합니다. 그러던 어느 날부턴가 사물을 보는데 굴곡 감과 암점이 생기고 자주 눈이 부시는 느낌이 오기 시작하더니, 증상이 점차 심해져 안과에서 진료를 받고, 검사 결과 왼쪽 눈에 황반원공(황반에 구멍이 생기는 질환) 진단을 받으셨으며, 3개월 뒤에 수술을 받기로 계획되어 있으셨 습니다. 그러나 수술은 실명을 막기 위한 조치이며, 현재 0.1로 저하된 시력은 회복되기 어렵고 수술 후 재발의 가능성도 있다는 설명을 들으시고는 '빛과소 리 하성한의원'에 내원하셨습니다.

② 증상 및 진단

내원 당시, 왼쪽 눈의 교정시력이 좌측 눈 0.1, 우측 눈 0.8로 떨어져 있으 셨습니다. 굴곡감과 함께 동전크기의 암점이 있고, 전체적으로 어둡고 침침하 게 보인다며 심한 불편감을 호소하셨습니다.

③ 치료경과

- 치료 5주차 : 사물이 심하게 비뚫어져 보이는 굴곡감과, 동전 크기의 검은

암점이 약 10% 좋아졌고, 눈이 맑아지고 머리가 시원하다 하였다.

- 치료 12주차~16주차 : 굴곡감, 암점 90% 이상 거의 없어짐. 좌측 눈 시력 0.1 -〉 0.2로 경미하게 호전되었고, 안과 검진 요청 드리고. 검진 결과 원공 크기 변함 없어 수술 받기로 하였다.

- 치료 32주차 (수술 4개월 후) : 좌측눈 수술 후 2개월 간 가스 주입으로 엎드려 생활. 황반의 구멍은 잘 막혔으나, 시력은 0.1로 저하된 상태에서 회복되지 않아 시력회복을 위해 재내원.

- 치료 40주차 : 암점 완전히 소실. 굴곡감 컨디션 따라 경미하게 느껴질 정도로 회복, 좌측 시력 0.1에서 0.9로 회복, 우측 시력 1.0로 정상 회복되어 치료 종결.

치료후기

'빛과소리 하성한의원'에서 치료를 받으셨던 황반원공 환자들 중에 한방 치료만으로도 원공으로 인한 굴곡감, 암점 등의 증상이 소실되고 시력이 일부 개선되어 수술을 취소하시는 경우도 종종 있었습니다. 그러나 김문종님의 경우에는 원공의 크기가 큰 편이어서 수술을 받으셨고, 수술 후에도 시력이 0.1에서 더 이상 올라오지 않다가, 한방 치료를 받으신 후 0.9까지 시력이 정상적으로 회복되실 수 있었습니다. 충남 아산에서부터 매 주일 빠짐없이 내원하시며 어렵게 회복시키신 시력이 100세까지 밝고 건강하게 잘 유지되실 수 있기를 바랍니다.

망막색소변성증
網膜色素變性症, Retinitis Pigmentosa (색소망막염)

1) 망막색소변성증이란?

시세포 퇴화로 일어나는 희귀병

망막색소변성증은 '색소망막염'이라고도 불리며, 망막에 있는 시세포가 퇴화되면서 시야장애와 시력손실이 일어나는 질환입니다. 시세포에는 두 가지가 있습니다. 하나는 막대 모양을 지녀 '막대세포'라고도 불리는 간상세포(桿狀細胞, Rod cell)로, 양쪽 눈에 각각 약 1억 2,000만 개씩 존재하며 주로 망막의 주변부에 분포합니다. 빛의 양이 적을 때 더욱 민감하게 반응하므로 어두운 곳이나 야간에 보는 일을 하며, 주변부 시야의 사물이나 움직임을 포착하게 합니다. 다른 하나는 원뿔 모양을 지녀 '원뿔세포'라고도 불리는 원추세포(圓錐細胞, Cone cell)입니다. 망막에 약 600만~700만 개가 존재하며, 그 중에서도 망막의 중심부인 황반 부분에 밀집해 있습니다. 빛의 양이 많을 때 민감하게 반응하며 중심시력, 색각기능이 있습니다.

망막색소변성은 기본적으로 이 간상세포와 원추세포가 변성됨으로써 발생하는 질환입니다. 간상세포가 변성되면 야맹증이 나타나며, 점차 외곽시야가 좁아져 터널 속처럼 중심부만 보이

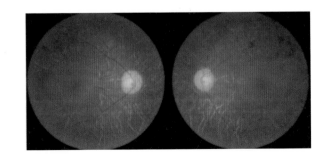

는 터널 시야(Tunnel vision)가 됩니다. 원추세포가 변성되면 영상이 희미해지고 글자를 읽거나 얼굴을 알아보지 못하게 됩니다.

안저검사에서 시신경 유두의 노란색이 탁해지고, 안저혈관이 가늘어지며 망막에 대량의 흑색소가 나타납니다. 시야에 어두운 부분이 생기면서 시야가 점점 좁아지고, 말기에는 타원형의 좁고 둥근 시야가 돼 주위의 물체를 잘 보지 못하게 됩니다.

망막색소병증, 국내 통계는 없어

망막색소병증은 세계적으로 4,000~5,000명당 1명 비율로 발생하는 것으로 알려져 있습니다. 국내의 정확한 통계는 아직 잘 알려져 있지 않습니다. X-연관 유전 망막색소병증은 주로 남성에게 발생하며, 그 외의 망막색소병증은 성별과 무관하게 발생합니다.

2) 망막색소변성은 왜 생길까?
유전적 질병이라는 견해가 지배적

망막색소변성의 정확한 원인은 아직 밝혀지지 않았지만, 유전적 질병이라는 견해가 지배적입니다. 우성, 열성, 반성 등 다양한 유전성향을 보이는 것이 특징입니다.

우성 유전은 상염색체 중 한 쌍의 염색체 내 하나의 유전자에 돌연변이가 생겨 발생합니다. 따라서 성별과 무관하게 유전되며, 부모 중 한 쪽이라도 환자일 경우 자녀가 환자가 될 확률이 50%나 됩니다. 열성 유전은 성별과 무관하나, 상염색체 한 쌍 내 2개의 유전자 모두에 이상이 생기면 발생합니다.

보인자인 남녀의 자녀가 환자가 될 확률은 25%입니다. 반성유전은 한 쌍의 성염색체 중 X염색체에 이상이 있을 때만 발생합니다. 환자인 남성과 비환자인 여성 사이에서 태어난 딸은 모두 환자가 되며, 아들은 환자가 되지 않습니다. 망막색소변성증의 유전 성향은 대개 이 세 가지 중 한 가지에 해당됩니다. 가족력이 있는 경우와 없는 경우가 반반 정도이므로, 가족력이 없는 경우에는 조기발견이 어렵습니다.

3) 망막색소변성증에 걸리면?
야맹증에서 터널 시야, 실명까지

대부분 초기 증상은 야맹증입니다. 야간 또는 주간이라도 어두운 곳에서 잘 보지 못하며, 주변시야가 차츰 좁아지는 것을 느낍니다. 대부분의 경우, 본인도 잘 느끼지 못할 만큼 서서히 수십 년에 걸쳐 진행되는 병입니다. 진행속도나 증상은 개인차가 매우 큽니다. 주변시야를 잃고도 중심시력만으로 별 문제 없이 활동하는 사람이 있는 반면, 10~20대에 시력을 상실하는 사람도 있는 등 다양하게 발현됩니다.

① 야맹증

앞서 언급했듯, 야맹증은 망막색소변성증의 초기 증상입니다. 시세포 중에서 먼저 퇴화하는 것이 간상세포입니다. 망막의 주변부에 분포하는 간상세포는 빛의 양이 적을 때 매우 민감하게 반응하는 성질이 있습니다. 어둠 속에서도 시력이 살아있는 것은, 이런 간

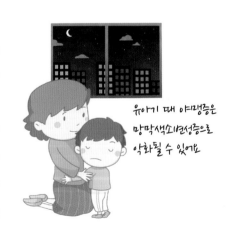

유아기 때 야맹증은 망막색소변성증으로 악화될 수 있어요

상세포의 성질 덕분입니다.

이런 간상세포가 퇴화하면 어떻게 될까요? 갑자기 어두운 곳으로 갔을 때 적응하지 못하거나, 유난히 밤눈이 어두운 야맹증이 나타납니다. 야맹증이 생기면 일몰 이후 외출이 어렵고, 실내에서도 조명이 어두울 경우 생활하기 어렵습니다. 또한 밝은 곳에서 어두운 곳으로, 어두운 곳에서 밝은 곳으로 이동할 때 적응하기 힘듭니다. 유아기 때부터 야맹증이 나타난 아동의 경우, 망막색소변성증이 일어날 가능성이 크니 각별한 관심과 관리가 필요합니다.

② 눈부심 현상

갑자기 빛이 들어와 눈이 부셨던 경험은, 누구나 한 번은 있을 겁니다. 여기서 말하는 '눈부심'은, 그럴 때 주변 상황을 판단하기 어려운 증상을 가리킵니다. 이는 망막색소변성증 환자에게 흔히 나타나며, 대부분 야맹증을 동반합니다. 이 증상이 있다면 어두운 곳에 들어갈 때도 조심해야 합니다. 선글라스나 챙 넓은 모자를 착용하면 도움이 됩니다.

③ 주변시력 상실(시야협착)

간상세포가 퇴화하면서, 야맹증이 나타나고 주변시야가 점점 좁아지는 '시야협착(視野狹窄, Contraction in visual field)'이 일어납니다. 시야협착이 계속 진행되면, 마치 터널을 지날 때처럼, 중심부만 보이는 상태가 됩니다. 이를 '터널 시야(Tunnel vision)' 또는 '관(管)형 시야(Tubular vision)'라고 합니다. 시야협착이 심해지면 문이나 전신주 등을 보지 못해 충돌하거나, 가까운 곳에 있는 사물이나 사람들을 보지 못해 충돌하는 등의 위험이 있습니다.

④ 중심시력 상실

　망막색소변성 초기에는 간상세포가 퇴화하다가, 말기에 이르면 원추세포까지 퇴화합니다. 망막의 중심부인 황반에 밀집된 원추세포는 색과 사물의 윤곽을 구별하는 일을 하는 세포입니다. 따라서 원추세포가 퇴화되면 사물이 찌그러져 보이고 글씨를 읽기도 어려워집니다.

4) 망막색소변성증에는 어떤 것들이 있을까?

① 상염색체 우성 망막색소병증

　전체 망막색소병증 중 22%를 차지합니다. 해당 질환이 있는 부모에게서 자녀에게 유전될 확률은 성별과 무관하게 50%입니다.

② 상염색체 열성 망막색소병증

　전체 망막색소병증 중 19%를 차지합니다. 어머니와 아버지에게서 각각 질환 유발 유전자를 물려받아야 질환이 나타나며, 자녀가 망막색소병증에 걸릴 수 있는 확률은 25%입니다. 아직 망막색소병증의 보인자를 찾아낼 진단검사 방법은 없습니다.

③ X-연관 유전 망막색소병증

　전체 망막색소병증 중 9%를 차지합니다. 보인자인 여성과 비보인자인 남성 사이에서 태어난 아들 중 50%는 환자가 되고, 딸 중 50%는 보인자가 됩니다.
　한편, 망막색소병증을 지닌 남성과 비보인자인 여성 사이에서 태어난 아들은 모두 비보인자, 딸은 모두 보인자가 됩니다. 질환은 주로 남성에게 발생합니다.

④ 기타 망막색소병증

그밖의 망막색소병증은 특정한 이유 없이 돌연변이에 의해 산발적으로 발생하는 망막색소병증입니다.

5) 망막색소변성증,
양의학에서는 어떻게 보고 관리할까?

망막색소변성증의 특징은 서서히 진행된다는 것입니다. 사람에 따라 10대에 실명하기도 하고, 60대까지 약하기는 하지만 시력을 유지하기도 합니다. 2008년도 사법시험 합격자들 중 망막색소변성증으로 실명한 사람이 있었는데, 그는 고등학교 시절 실명했다고 합니다. 이 질환의 경과는 사람에 따라 천차만별입니다. 안타깝게도, 현재까지 이 질환은 완치가 불가능합니다.

다만, 망막을 보호하기 위해 선글라스를 착용하거나, 시세포의 산화를 방지하는 효과가 있다고 알려진 비타민 A, 비타민 E를 섭취하여 병의 진행을 다소 늦추기 위해 노력할 뿐입니다. 그 외에도 유전자 치료, 망막신경보호 신약 개발, 줄기세포 치료, 망막세포이식법 등 여러 치료들이 연구 단계에 있습니다.

6) 망막색소변성증,
한의학에서는 이렇게 치료한다

망막색소변성증도 한의학에서는 안혼(眼昏), 안맹(眼盲) 질환으로 분류합니다. 안맹, 안혼은 신장의 음정(陰精)이 손상되거나 담화나 화열 등으로 인해 발생하는 것입니다. 따라서 신정(腎精)이 손상된 환자는 보충해주고, 담화나 화열이 원인이라면 제거 해주는 방향으로 치료합니다.

한의학에서는 야맹증을 계맹 또는 작목이라 합니다. 밤눈이 특히 어두운 증상을 닭 같다고 해서 계맹(鷄盲), 낮에는 밝던 눈이 일몰 후 어두워지는 증상을 참새의 눈 같다고 해서 작목(雀目)이라 명명한 것입니다.

작목은 간허작목(肝虛雀目)과 고풍작목(高風雀目)으로 나눠집니다. 간허작목은 감안(각막연화증)의 전구 증상인 결막각막 건조증 혹은 영양결핍성 야맹증에 해당되며, 고풍작목은 선천성 야맹증으로, 망막색소변성은 바로 이 '고풍작목'에 해당합니다. '고풍작목'을 비롯한 야맹증은 장기간 소모성 질환을 앓은 후, 기혈이 부족해졌거나, 비위허약으로 소화기능이 떨어졌거나, 기혈의 순환이 정체돼 정기가 눈으로 올라가지 못한 경우 악화될 수 있습니다.

간허작목 : 후천적으로 인한 영양결핍성 야맹증으로, 소화기 허약, 영양불량 등에 의해 눈에 영양소가 부족하기 때문에 발생하며, 간허혈소(肝虛血少), 간열신허(肝熱腎虛), 음허양성(陰虛陽盛), 간풍사화(肝風邪火)의 상충(上衝) 및 소아감안(疳眼)으로 발생하기도 합니다. 이는 혈관과 색소세포가 많아 망막으로 영양공급을 하는 맥락막에 이상이 생긴 경우에 해당되며 망막에 있는 간상세포의 능력이 감퇴하여 발생한 후천적인 야맹증과 망막색소변성증으로 분류해 볼 수 있습니다.

고풍작목 : 선천적으로 신양(腎陽)이 약해 정기(精氣)가 상승하지 못하면서 발생합니다. 유전질환의 경우 선천적으로 발현되는 것이 대부분이며 한의학적으로는 생명력의 발육 근원은 "腎藏精"의 원리로 설명할 수 있습니다. 腎의 기능이 약해지면 腎의 범주에 속하는 골수, 호르몬, 비뇨생식기, 눈(瞳神)이 정상적으로 완전히 성장하지 못하게 됩니다. 망막색소변성증, 고풍작목도 마찬가지로 눈의 망막 문제

이며 선천적인 유전 결함으로 발생하는 것이기에 한의학적으로 명문화(命門火) 혹은 신양(腎陽)이 부족하거나 신(腎)의 정혈(精血)이 부족해서 눈 쪽으로 애초부터 정기가 잘 가지 못해서 발생되는 것으로 볼 수 있습니다.

약물, 약침, 물리치료, 습관교정

'빛과소리 하성한의원'에서는 망막색소변성증을 고풍작목에 가까운지, 간허작목에 더 가까운지 나누어 치료합니다. 고풍작목에 해당하는 환자의 경우, 신양(腎陽)의 정기(精氣)를 보충해주며, 신양(腎陽)의 정기(精氣)가 눈까지 잘 올라갈 수 있도록 하는 한약과 약침을 처방합니다. 반면 간허작목에 해당하는 환자의 경우, 간담화(肝膽火)나 화열(火熱)을 다스려줄 수 있는 한약과 약침을 처방합니다. 이처럼 근본적인 원인을 찾아 해결해주는 치료와 더불어 물리치료와 생활습관 개선으로 치료 효과가 지속될 수 있도록 합니다.

7) 망막색소변성증, 예방을 위한 조기발견법은?

망막색소변성증은 두드러지는 자각증상이 없기 때문에, 오랫동안 진행된 후에야 비로소 감지하는 경우가 많습니다. 따라서 조기 진단과 치료가 매우 중요합니다. 이 질환은 유아기나 아동기에 발생하는 경우가 많으므로, 보호자의 관심이 중요합니다. 다음 사항에 해당되는 아동의 경우, 정밀 진단과 정기적인 관리가 필수적입니다.

- **10세 전후에 야맹증 진단을 받았다.**
- **어둠 속에서 물체나 길을 찾지 못한다.**
- **지하실이나 극장 등 어두운 장소, 야간에 화장실에서 헤맨다.**

망막 색소변성증, 이렇게 고쳤어요!

이정섭* 님 (*가명, 61세 남성)

"시력 회복으로 현재 안경 벗고도 생활"

① 발병시기 및 내원 사유

이정섭님은 눈이 피로하고 전처럼 잘 보이지 않는다고 느끼고, 동네 안과 3군데에 가봤지만 특별한 이상이 없다는 이야기를 듣고 그냥 지내시다가, 본원에 내원하시기 5개월 전쯤 노안 수술을 받아볼까 하며 강남에 있는 큰 안과에 내원하셨다고 합니다. 그러나 뜻밖에도 검사 후, 망막색소변성증인 것 같으니 대학병원으로 전원하시라는 이야기를 듣고는 이정섭 님은 적잖게 당황하셨습니다. 내원 3개월 전 대학병원에 가서 망막색소변성증 확진을 받으셨으나, 특별히 치료할 방법은 없다고 하였고, 이후에도 유전자 검사를 했는데 특별한 이상이 발견되지는 않았으며, 한방 치료로는 방법이 있을까하여 본원에 내원하셨습니다.

② 증상 및 진단

이정섭님은 시야검사 상 주변부 시야는 많이 상실했고, 중심부 시력만 남아 있는 것으로 나왔습니다. 실제로도 이정섭님께서는 눈이 전반적으로 침침하고, 조금만 집중해서 봐도 눈이 금방 피로해지며, 하루 종일 눈 때문에 피로하고 신경이 쓰인다고 하셨습니다. 눈부심 증상도 있어, 야외 활동도 많이 힘들어지셨다고 하셨습니다. 내원 당시의 나안시력은 우측 0.3, 좌측 0.2, 교정시력은 우측

0.4, 좌측 0.2이었습니다. 눈 증상 외에도, 왼쪽 귀의 이명과 두통, 허리디스크, 만성 위염, 전립선 비대증 등을 함께 가지고 있으셨습니다.

③ 치료경과
- 치료 4주차 : 눈 피로, 이명, 두통 약간 호전 되었다.
- 치료 6주차 : 나안시력 우측 0.3 -> 0.4, 좌측 0.2 -> 0.3으로 경미한 호전.
- 치료 10주차 : 눈 피로 50%, 이명 30%, 두통 20% 호전 되었고, 나안시력 우측 0.5, 좌측 0.3. 교정시력 우측 0.6, 좌측 0.7로 호전 되었다.
- 치료 14주차 : 눈 피로 90% 이상 호전되고, 두통이 소실 되었다.
- 치료 16~20주차 : 나안시력 우측 0.6, 좌측 0.4. 교정시력 우측 0.7, 좌측 0.7로 호전 되었고, 눈 피로 호전. 두통 소실. 시력의 회복으로 현재 안경 벗고도 생활 가능해졌다.

치료후기

한의학적으로 망막색소변성증은 선천적인 정혈의 부족을 채워주고, 망막으로 가는 혈행을 개선하여 시력저하와 시야 결손의 진행을 막는데 목표를 두고 치료합니다. 이정섭님의 경우 진행을 막을 뿐 아니라, 시력회복과 증상의 개선까지 이뤄낼 수 있었기에 더욱 의미가 있습니다. 이정섭님의 긍정적인 마음과 생각으로 치료에 임해주신 덕에 좋은 치료 효과를 얻을 수 있었을 것이라 생각하며, 감사인사를 전하는 바입니다.

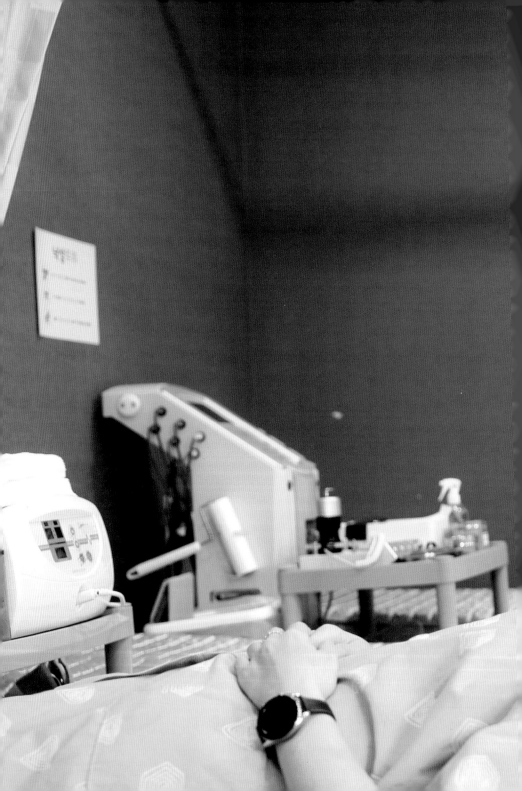

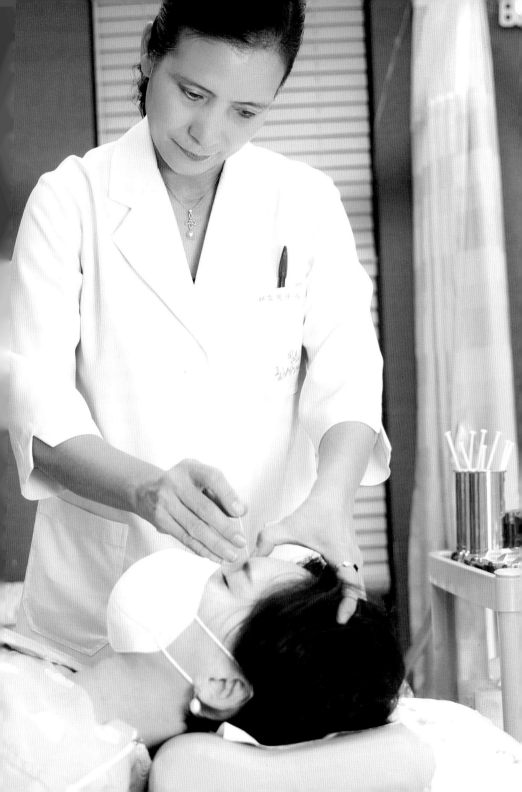

당뇨망막병증
糖尿網膜病症, Diabetic Retinopathy

1) 당뇨망막병증이란?

당뇨망막병증은 망막의 미세혈관이 손상되는 질환으로 당뇨병의 합병증 중에서도 가장 무서운 질환입니다. 전세계적으로 실명의 원인들 중 높은 비중을 차지하는 질환이기도 합니다. 당뇨병 환자가 장기간 혈당이 높은 수치를 보이면, 모세혈관에 손상이 생기고, 이로 인해 망막 전반에 혈액순환 장애인 허혈성 손상이 일어나게 되며, 허혈성 손상이 심해질 경우 신생혈관이 발생하여 실명으로까지 이어질 수 있는 대표적인 허혈성 망막질환입니다.

당뇨병을 장기간 앓은 경우, 혈당 조절이 잘 되지 않는 경우 쉽게 발생합니다. 당뇨를 15년 전후로 앓은 환자의 당뇨망막병증 발병률은 약 60-70%에 달하는 것으로 보고되었으며, 30년 이상 앓은 환자의 경우는 발병률이 약 90%에 달하는 것으로 보고됐습니다. 그러나, 초기에는 별다른 증상이 없는 경우가 많기 때문에, 당뇨환자는 특히 정기적으로 안과검진을 받는 것이 매우 중요합니다.

2) 당뇨망막병증은 왜 생길까?

당뇨망막병증의 원인은, 그 명칭에서 쉽게 짐작되듯 다름 아닌 당뇨병입니다. 당뇨병은 미세혈관계에 병변을 일으키는 대사성 질환으로, 세포 내 혈당 농도가 높아지면 혈관이 잘 수축돼 모세혈관 내 압력이 높아집니다. 또한 혈관 내 혈액이 빠르게 생성돼 혈관의 누출이 증가합니다. 이런 상태가 오래 지속되면, 차츰 망막혈관의 구조가 변합니다. 당뇨망막병증에 의한 혈액순환장애는, 망막 내 저산소증을 일으킵니다. 이는 망막 내 혈관내피세포 성장인자(VEGF)를 늘려 신생혈관을 일으키거나 망막혈관장벽을 파괴해 당뇨망막병증 및 황반부종의 주 원인이 됩니다. 이렇게 당뇨병으로 인해 발생하는 특유한 망막순환장애를 당뇨망막병증이라고 하며, 이는 당뇨병성 신경병증, 당뇨병성 신증과 함께 3대 미세혈관 합병증 중 하나입니다.

3) 당뇨망막병증 증상 어떻게 될까?

당뇨망막병증은 비증식성 망막병증과 증식성 망막병증으로 분류할 수 있습니다. 비증식성 망막병증은 당뇨망막병증의 초기 소견으로, 망막의 작은 혈관들이 약해져, 혈청이 새거나 혈관이 막혀서 영양공급이 중단되는 상태를 말합니다.

후기로 가면 증식성 망막병증으로 진행이 됩니다. 이는 혈액순환이 불량한 곳에 신생혈관이 발생하고, 이 신생혈관에서 출혈이 일어나 5년 이내에 실명할 수도 있는 무서운 합병증입니다. 초기 당뇨망막병증의 경우 무증상인 경우도 있습니다. 그러나 그러나 병이 더 진행될수록 비문증(날파리증), 광시증(빛이 번쩍거리듯 나타났다 사라지는 증상), 변시증(사물이 비뚤어져 보이는 증상), 시야 흐림, 야간시력 저하, 독서 장애 등이 나타날 수 있습니다.

당뇨망막병증 환자가 특히 주의해야 할 것은 황반부종입니다. 약 10%가 황반부종으로 시력을 잃습니다. 황반부종이란, 혈관투과성이 높아져 황반부 망막이 붓는 현상입니다. 황반부종이 생기면 시야가 흐려지거나 어두워질 수 있습니다. 황반부에 문제만 없다면 당뇨망막병증이 많이 진행된 경우에도 시력을 유지할 수 있는 반면, 가벼운 당뇨망막병증 환자도 황반부종이 발생하면 시력

저하가 일어납니다. 당뇨병 진단을 받았다면, 임상소견이 없어도 연 1회 이상 안과 정기검진과 추적관찰을 꼭 받아야 합니다. 특히 임신기간에는 당뇨망막병증의 발생과 진행이 빠르므로 주의 깊게 관찰해야 합니다.

4) 당뇨망막병증 진단

당뇨망막병증은 안저검사를 통해 진단합니다. 비증식성 당뇨망막병증 단계에서는 특징적인 망막의 구조변화 즉 미세혈관류, 망막 출혈, 경성 삼출물, 면화반(목화솜처럼 하얀 반점, 연성 삼출물), 황반부종, 염주정맥 등이 관찰됩니다. 광범위한 혈관폐쇄로 인해 허혈 상태가 지속되면, 혈관내피세포의 증식이 일어나 신생혈관이 생기면서 증식성 당뇨망막병증으로 진행하는데, 이 단계에서는 반복적인 신생혈관 파열로 인한 유리체 출혈, 섬유조직의 증식 등이 관찰됩니다

5) 당뇨망막병증 치료

가장 중요한 치료는 혈당 조절입니다. 당화혈색소를 평균 7%까지 줄일 수 있게 집중적으로 치료 및 관리를 해야합니다.

당뇨망막병증으로 시력을 잃는 가장 큰 원인은 역시 신생혈관의 파열 및 누출로 인한 황반부종, 유리체 출혈입니다. 따라서 신생혈관의 생성을 억제하기 위해 '항체 주사'라고 불리는 유리체강내 항혈관내피성장인자(VEGF)를 반복적으로 주사합니다. 그 외에도 당뇨망막병증 자체의 진행을 막는 치료로 범망막응고치료, 염증과 혈관에서의 누출을 감소시켜 부종을 치료하는 유리체 내 스테로이드 주입법 등을 시행하기도 합니다.

6) 당뇨망막병증, 한의학적 관점과 치료법

한의학에서는 당뇨망막병증 또한 오장육부와 연관된 전신질환으로 보고, 다양한 치료로 접근하고 있습니다. 한의학에서는 몸에 혈액이 제대로 돌지 못해 한 곳에 정체된 상태를 '어혈(瘀血)'이라 합니다. 혈액순환을 촉진하며 어혈을 제거하는 활혈거어(活血去瘀) 작용이 있는 한약재를 처방합니다.

그리고 혈관 구석구석 쌓여있는 노폐물과 찌꺼기를 담음(痰飮)이라고 하며, 피를 맑게 하고 혈관 내 노폐물을 청소해, 당뇨로 손상된 혈관을 복구해 치료하고자 함입니다. 이와 함께 외치요법도 병행하여 침 치료와 약침치료, 교정운동을 통해서 조금이라도 더 눈으로 가는 혈관이 막히는 부분이 없이 기혈(氣血)이 소통될 수 있도록 경추와 턱관절의 불균형을 해소하는 구조적인 원인 또한 치료합니다. 특히 췌장을 비롯한 간장과 비장의 장기 기능을 활성화하기 위해 흉추 하부(흉추 9번에서 12번)의 바른 상태를 위한, 운동교정법에 집중합니다. 치료보다도 더 강조하고 싶은 점은 정기적인 눈의 상태를 검진하고 그에 따른 예방의 중요성입니다. 당뇨망막병증 또한 한번 시작하면 되돌려서 원상 회복을 기대하기가 매우 어려운 질환 중 하나이기 때문입니다.

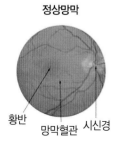

정상망막

황반　망막혈관　시신경

비증식성 당뇨망막병증

지방성분　미세동맥류, 부종, 삼출물　신생혈관

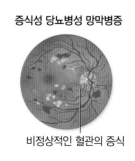

증식성 당뇨병성 망막병증

비정상적인 혈관의 증식

한은석* 님 (*가명, 70세 남성) ────────────────────────────────▶

"실명을 막을 수 있다는 희망이 생겼어요"

① 발병시기 및 내원 사유

20년간 입시학원 강사로 근무했던 한은석 님은 잦은 야근과 불규칙한 생활 습관으로 건강 상태가 그다지 좋지 않으셨습니다. 오래 전부터 고혈압과 당뇨로 약을 복용해오셨고, 15년 전 당뇨병성 망막병증을 진단받으시고 꾸준히 안과 치료도 받고 계셨습니다. 신생혈관을 억제하는 레이저 시술을 3차례 받으셨고, 내원 5년 전부터는 상태가 더욱 악화되어 2-3개월 주기로 항체 주사를 지속적으로 맞으셔야 했습니다.

내원 직전에는 당뇨로 인한 백내장까지 발병해 눈이 안개낀 듯 뿌옇게 보여서 책의 글씨조차 읽을 수 없게 되었으나 망막 부종 및 과출혈이 우려되어 백내장 수술도 계속 보류 중인 상태였습니다. 날이 갈수록 심해지는 비문증, 굴절감, 암점과 점점 뿌옇게 되는 시야로 일상 생활이 힘겹고 불편함을 겪게 되신 한은석님은 실명에 대한 매우 큰 불안함을 안고 '빛과소리 하성한의원'에 내원하셨습니다.

② 증상 및 진단

한은석 님은 증식성 당뇨 망막병증 환자로, 신생혈관을 억제하고자 하는 치료를 꾸준히 받고 계시던 상태였습니다. 15년째 당뇨약을 복용 중이셨으며, 내원 당시 당화 혈색소가 8.2였습니다. 당시 한은석 님의 나안시력은 우측 0.06, 좌측 0.03, 교정시력 우측 0.15, 좌측 0.1이었으며, 눈이 막에 씌인 것처럼 불투명하고 뿌옇게 잘 보이지 않는다고 하셨습니다. 시야 군데군데에 암점도 크게 있었으며, 물건이 굴곡져보이는 변시증, 거미줄 같은 모양이 날아다니는 비문증 때문에 일상 생활 모든 것이 힘들고, 특히 글자가 잘 보이지 않는다고 하셨습니다. 눈부심도 심해서, 선글라스 없이는 외출이 불가능했고, 실외 뿐 아니라 실내 조명에도 큰 불편감을 느낄 정도였습니다.

눈 증상과 더불어 한은석 님은 수면 시간이 불규칙하고 깊은 잠을 주무시지 못하셨고, 알러지 비염, 뒷목과 허리의 만성 통증도 함께 가지고 있으셨습니다.

③ 치료경과

- 치료 4주차 : 굴곡감 및 암점 30% 가량 호전. 목 어깨 통증 감소, 전보다 잠을 깊이 잔다.
- 치료 8주차 : 비문증이 많이 옅어짐. 굴곡감, 암점도 7-80% 정도 호전되었고, 안과 정기 검진을 갔는데 처음으로 항체 주사를 보류하자고 했다. 1달 뒤 재검 예정 되었다.
- 치료 12주차 : 굴곡감, 암점 거의 소실, 눈부심도 소실되어 실내에서 선글라스 벗고 생활 가능해졌다. 시력검사 나안시력 0.06/0.03 -> 0.1/0.06 교정시력 0.15/0.1 -> 0.3/0.2로 호전 되었고, 안과 재검진 결과, 항체 주사 이번 달에도 보류. 2달 뒤 재검 예정 되었다.
- 치료 16주차 : 당화혈색소 8.2 -> 6.7로 호전. 혈압 강하로 혈압약 교체.

- 치료 20주차 : 굴곡감, 암전 소실. 시야 흐림도 7-80% 가량 호전되었고, 안과 재검진 결과, 항체주사 이번 달에도 보류 되었다. 나안시력 0.1/0.06, 교정시력 0.3/0.2 유지 되었다.

치료후기

한은석 님은 40대 초반 젊은 나이에 당뇨와 고혈압으로 진단받으신 후에도, 스스로 안 좋은 식습관이나 운동 등 생활 관리를 개선해볼 생각을 하지 못하셨다고 합니다. 평소 11시 넘도록 입시생을 지도하며 과로와 수면 부족에 시달리셨던 것이 건강 악화의 주범이지 않았나 생각이 듭니다. 실명의 두려움을 안고 한방 치료를 시작하셨던 한은석님께 저는 한약 치료, 침 치료와 더불어 채식 위주의 식사하기, 식물성 단백질 섭취하기, '하성5대 운동보감' 실천하기 등 생활 습관을 바꿔주실 것을 요청드렸습니다.

치료를 시작하고 약 3개월 이후부터 혈당과 혈압이 낮아지고, 망막의 신생혈관이 소실되어 항체 주사를 맞지 않을 수 있게 되시면서 실명을 막을 수 있다는 희망이 생기신 한은석 님은 그 후 누구보다도 열심히 생활 습관을 바꾸어주셨습니다. 현재까지 3년이라는 시간 동안, 3개월마다 본원에 내원하시는 한은석 님은 본원에서 치료받으신 이후 지금까지 한 번도 항체 주사를 맞지 않으셨습니다. 누구보다 열심히, 꾸준히 관리해주셔서 도리어 치료자인 제가 참으로 감사합니다.

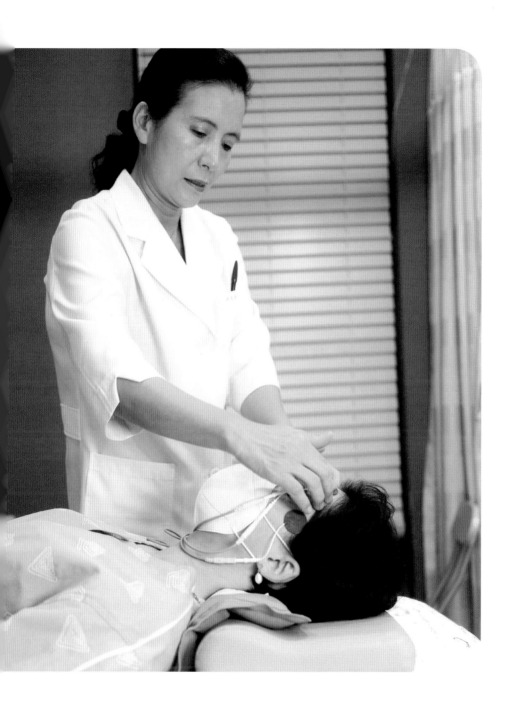

비문증
(飛蚊症, Muscae volitantes)

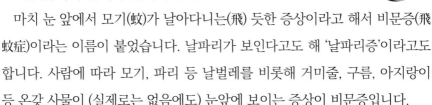

1) 비문증이란?

"눈 앞에서 벌레가 날아다녀요!"

마치 눈 앞에서 모기(蚊)가 날아다니는(飛) 듯한 증상이라고 해서 비문증(飛蚊症)이라는 이름이 붙었습니다. 날파리가 보인다고도 해 '날파리증'이라고도 합니다. 사람에 따라 모기, 파리 등 날벌레를 비롯해 거미줄, 구름, 아지랑이 등 온갖 사물이 (실제로는 없음에도) 눈앞에 보이는 증상이 비문증입니다.

2) 비문증은 왜 일어날까?

가장 흔한 원인, '노화로 인한 유리체 혼탁'

비문증의 가장 흔한 원인은 유리체의 혼탁입니다. 유리체는 안구를 채우고 있는 투명한 젤(gel) 구조의 매체입니다. 누구나 나이가 들어감에 따라 유리체의 젤 형태가 액체 형태로 변하면서 수축하게 되어 망막에서 떨어져 나오고 유리체와 망막 사이에는 틈이 생깁니다. 그 틈 사이로 액화된 유리체가 침투하고 투영되어 유리체가 쉽게 혼탁해집니다. 본래 투명했던 유리체는 점차 투명도를 잃어가기 시작합니다.

유리체가 그 이름처럼 맑고 투명한 상태에서는, 사물의 상이 망막에 맺히는데 문제가 없습니다. 깨끗한 유리창을 통해 밖을 내다보듯 말입니다. 그러나, 유리체 뒷면이 혼탁해지면 사물의 상이 망막에 맺힐 때 이물질의 그림자까지 투사되고 맙니다. 밖을 내다보는 유리창에 먼지나 때가 낀 것처럼요. 그래서 눈앞에 모기나 파리 등 날벌레 등의 물체가 아른거리고, 구름이나 안개가 낀 느낌을 받기도 하는 것입니다. 이는 피부에 주름이 생기는 것처럼 나이가 들어감에 따라 누구에게나 생길 수 있는 자연스러운 현상으로 생리적인 비문증입니다.

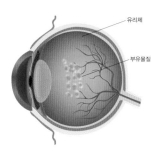

그러나 자연스러운 노화 현상 외에, 질환으로도 비문증이 생길 수 있습니다. 망막박리, 포도막염, 고도 근시, 백내장 수술 후유증, 전신 대사 장애 등의 질환이 원인이 될 수 있고, 이 경우에는 노화와 무관하게 다양한 연령대에서 비문증이 발생할 수 있습니다.

국민청원, "비문증도 질병입니다"

건강보험심사평가원에 따르면, 비문증으로 진료 받은 인원은 2014년 19만 5,483명, 2015년 21만 2,451명, 2016년 22만 2,428명으로 점점 늘고 있으며, 50~60대가 가장 많았습니다. 비문증의 주요 원인은 노화지만, 망막박리증이나 고도근시 등이 원인이 되기도 하므로 10~30대의 젊은 층에서도 발생합니다. 2020년 11월 20일, 청와대 게시판에 '비문증을 질병으로 인정하고 치료약을 개발해달라'는 국민청원이 올라왔습니다. 자신을 23세 여성이라고 밝힌 청원자는 비문증 환자가 젊은 층에서 늘고 있지만, '비문증은 노화현상'이라는 인식 탓에 제대로 치료 받지 못하고 있다고 호소했습니다.

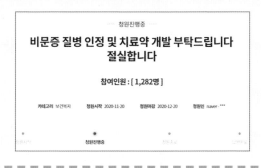

청원진행중

비문증 질병 인정 및 치료약 개발 부탁드립니다 절실합니다

참여인원 : [1,282명]

카테고리 보건복지   청원시작 2020-11-20   청원마감 2020-12-20   청원인 naver·***

청원진행중

---

3) 비문증이 발생하면?
어두운 곳보다 밝은 곳에서 느껴

비문증은 어두운 곳보다 밝은 곳을 바라볼 때 나타납니다. 맑게 개인 하늘이나 흰 구름, 밝은 색의 벽을 바라볼 때, 또는 밝은 현미경 등을 볼 때 느끼는 것입니다. 현미경을 볼 때는 렌즈에 이상한 물체가 아른거리는 것을 느낍니다. 시선의 운동 방향에 따라, 작은 수레바퀴나 구슬, 주름살 등 여러 형태가 떠다니는 것을 느끼곤 합니다.

유리체 혼탁으로 생기는 비문증의 경우, 유리체 혼탁의 정도 및 형태, 유리체가 망막으로부터 떨어진 거리(유리체와 망막 사이에 생긴 틈의 크기), 눈동자의 크기 등에 따라 증상에 차이가 있습니다.

4) 비문증에는 어떤 것들이 있을까?
병적 비문증과 생리적 비문증

비문증은 나이가 들면 누구에게나 생기는 자연스러운 노화 현상 중 하나이기 때문에, 시력장애를 동반하지 않은 비문증은 '생리적 비문증'으로, 대개 치료가 필요하지 않습니다. 그러나 기저 질환으로 인해 발생한 '병적 비문증'과 시력장애를 동반하는 비문증은 치료가 필요합니다.

생리적 비문증은 눈앞에 떠다니는 물체가 투명하고 무색에 가까우며, 형태와 운동도 비교적 일정한 편입니다. 시력에 영향을 거의 주지 않으며, 약간의 불편함이 있더라도 시간이 지나면서 적응이 되기 때문에 특별한 치료가 필요하지 않습니다.

병적 비문증은 눈앞에 떠다니는 물체가 불투명하고, 검은 색에 가까우며 그 형태와 움직임 또한 일정하지 않고 매우 불규칙한 것이 특징입니다. 병적 비문증에는 망막박리를 가장 먼저 의심할 수 있습니다. 망막박리는 최대 실명에 이를 수 있는 심각한 병이기 때문에, 갑자기 비문증이 심해졌다면 빠르게 병원에 방문해서 검사를 받아야 합니다. 이외에도 포도막염, 유리체 출혈, 당뇨병성 망막병증을 비롯한 망막의 여러 출혈 질환 등이 원인이 될 수 있으므로, 정확한 검사와 진단을 받아야 합니다.

5) 비문증, 양의학에서는 어떻게 보고 관리할까?

검사

안약을 이용해 약 30분 정도 동공을 확장시킨 후 약한 마취를 합니다. 마취 후 콘택트렌즈를 통해 눈 여기저기를 보며 열공 발생 여부를 점검합니다. 눈이 꽤 부시며 따갑고, 꺼끌거리는 등 불쾌한 검사로 알려져 있지만, 망막박리증 등의 전조증상일 수도 있으니 의사가 검사를 권하면 일단 받아보는 것이 좋습니다.

치료

질병으로 발생한 비문증은 해당 질병을 중심으로 치료하고, 생리적 비문증은 눈의 노화 현상으로 보기 때문에 별다른 치료법은 없는 것이 현실입니다. 비문증을 제거하기 위한 양의학적 방법은 다음의 3가지를 들 수 있으나, 효과에 비해 감수해야할 위험이 더 크기 때문에 대개 시행하지 않고 있습니다.

① YAG 레이저 조사 : 유리체 혼탁을 초래하는 유리체 속 혼탁물에 레이저를 쏘아 혼탁물을 분쇄하는 시술

② 유리체 부분 절제술(Floaters Only Vitrectomy) : 유리체 내의 혼탁물을

선택적으로 제거하는 수술

③ 유리체 전(全)절제술: 본래의 유리체를 모두 없애고 대신 유리체와 비슷한
　　성분의 액체를 채워 넣어 안구 형태가 무너지지 않게 하는 수술

관점과 인식

　　비문증 자체는 안구에 큰 영향이 없으나, 비문증 환자들은 일상에서 겪는
불편과 정신적 스트레스를 호소합니다. 따라서 상담 등 정신적 스트레스를 해
소하는 처방이 필요하다고 하겠습니다.

　　비문증은 질병으로 분류되지 않고 '증상'으로만 취급됩니다. 따라서 당연히
의료보험이 적용되지 않으며, 병역판정에도 영향을 미치지 않습니다. 이런 점
이 비문증 환자들의 고충을 가중시키기도 합니다. 비문증에 대한 의료계의 더
큰 관심과, 인식 전환이 필요하다고 하겠습니다.

6) 비문증, 한의학에서는 이렇게 본다

　　한의학에서는 비문증이 운무이정(雲霧移睛, 구름과 안개가 눈앞에서 움직
이는 증상), 안화(眼花, 눈앞에 불똥이 아른거리는 증상) 등에 속합니다. 운무
이정과 안화는 대다수가 간(肝), 담(膽), 신(腎) 3경의 장애와 관련됩니다. 일반
적으로 몸이 허약하고 신장의 원기가 부족하면, 저 3경의 장애가 잘 발생합니
다. 출산할 때 출혈을 많이 한 여성이나 슬픔과 눈물, 생각과 분노가 많은 사
람에게 많이 발생합니다.

　　또한 열병으로 진음(眞陰)이 손상돼 눈을 자양(滋養)하지 못했을 때도 운무
이정과 안화, 즉 비문증이 야기될 수 있습니다. 또한 열로 기혈이 손상되거나
화로 경락이 울체(鬱滯, 퍼지지 못하고 한 곳에 몰려서 머물러 있는 것)되면

혈열망행(血熱妄行)이 일어납니다. 혈열망행이란, 혈분(血分)에 열이 몹시 성해 혈이 혈맥을 따라 제대로 순환하지 못하고 혈맥 밖으로 흘러나오는 증세를 말합니다. 이렇게 혈맥에서 유출된 혈액이 안구로 들어가 어혈을 형성함으로써 비문증이 생기기도 합니다.

그런가 하면, 다른 눈병들의 병발(竝發, 여러 가지가 한꺼번에 일어남) 또는 속발(續發, 여러 가지가 연이어서 일어남)로 담습(痰濕)이 안구 내에 모이는 경우가 있습니다. 결국 그로 인해 비문증이 야기되거나 습열(濕熱)의 울증(鬱症)으로 비문증이 발생하기도 합니다. 임상에서도 적지 않게 보는 경우들입니다.

7) 비문증, 한의학에서는 이렇게 치료한다

비문증의 대다수가 간(肝), 담(膽), 신(腎) 3개 기관의 장애로 인해 발생하는 것이므로, 비문증의 치료도 그 3개의 장애를 호전시키는 것 위주로 합니다.

그 중에서 신장의 원기 부족으로 정혈의 소모와 관계되는 경우에는 대개 현훈(眩暈), 이명(耳鳴), 요부(腰部)와 슬부(膝部)의 산통감(酸痛感), 무력감이 나타납니다. 그럴 때는 보신익정(補腎益精), 신(腎)을 보하고 정(精)을 더하는 방향으로 명목지황환과 주정환 등을 씁니다.

출혈과다로 인한 것은 혈액이 많이 유출되면서 혈허로 인한 허열이 눈에 침습하기 때문에 발생하는데 이럴 때는 양혈자음(養血滋陰)하는 방향에서 궁귀보혈탕, 자음지황환 등을 씁니다.

희(喜, 기뻐하는 것), 노(怒, 성내는 것), 우(憂, 우울해 하는 것), 사(思, 근심하는 것), 비(悲, 슬퍼하는 것), 경(驚, 놀라는 것), 공(恐, 겁내는 것) 이렇게 사람이 가지고 있는 일곱 가지 감정을 칠정(七情)이라 합니다. 이로 인해 기를 소모하고 음을 손상해 간경풍열이 역상할 때는 대부분 머리와 눈에 창통감이 있고, 심중번열감이 있으며 맥이 현세삭(弦細數)합니다. 이때는 익기화음(益氣和陰, 기운을 더해주고 진액을 보완해 준다)에다가 간경풍열을 제거하는 방향에서 영영강활탕을 씁니다.

만일 습열의 울증으로 탁기가 위로 떠올랐을 때는, 거습청열(祛濕淸熱)하는 방향에서 저령산을 쓰고 다음에는 유인환을 씁니다. 담습으로 발생된 경우에는 화담행습(火痰行濕)하는 방향에서 이진탕에 저령 택사 등을 가미하여 씁니다.

8) 비문증, 어떻게 예방할까?

비문증은 망막박리증이나 황반변성증의 전조증상일 가능성이 있으므로, 증상이 생겼을 때 바로 안과검진을 받아보는 것이 좋습니다. 유리체 내부에 액화가 일어나 생긴 침전물이 비문증의 형태로 나타날 수 있습니다. 평소 눈에 무리가 되는 활동을 자제하고, 충분한 수면과 정기적인 휴식을 취하도록 합니다. TV, 컴퓨터, 휴대폰 등의 화면을 너무 오래 보지 말고 최소 1시간 간격으로 눈에 휴식을 주는 게 좋습니다. 비문증은 밝은 곳에서 더욱 심해지므로, 주변 환경을 적당한 밝기로 유지하고, 컴퓨터나 휴대폰 화면도 너무 밝지 않게 설정하는 편이 좋습니다.

생리적인 비문증은 그 자체가 눈건강에 치명적인 악영향을 주는 것은 아니지만, 증상으로 인한 일상 속 불편과 심적 스트레스가 몸과 마음의 건강을 악화시킬 수 있습니다. 무엇보다 평소 고도근시나 눈건강이 좋지 않은 분들은 병적비문증으로 망막 질환이 야기되지 않도록 전문적인 상담을 받아보시길 권유 드립니다.

병적 비문증을 일으키는 원인 질환

망막박리

안구 내부의 뒤쪽인 망막 부분이 벗겨져 실명하는 질환
약 0.33mm에 불과한, 아주 얇고 투명한 조직인 망막의 일부가 벗겨지는 것입니다. 망막과 유리체는 보통 느슨하게 붙어있는데, 신경망막이 망막색소상피로부터 분리돼 뜨는 것이 망막박리입니다.

유리체 출혈

유리체 출혈은 유리체 주위 조직의 피가 유리체로 흘러 들어가는 질환
열공성 망막박리가 심해지면 유리체의 점도가 묽어져 액화됩니다. 유리체가 액화되면 후유리체 박리, 열공 형성이 일어나고 결국 유리체 출혈이 일어나는 것입니다.

포도막염

안구의 영양을 담당하는 포도막에 발생하는 염증 질환
포도막은 안구의 모양체, 홍채, 맥락막으로 구성되며, 안구의 영양을 담당하는 곳입니다. 이 포도막이 바이러스나 세균 감염으로 인해 면역체계의 균형이 깨져 염증이 생긴 것이 포도막염입니다.

당뇨병성 망막병증

대표적인 질환으로 당뇨병 혈관합병으로
당뇨병이 길어지면, 합병증이 일어날 가능성도 높아집니다. 당뇨를 앓은 기간이 5년 이상일 경우 18% 이상, 15년 이상일 경우 70% 이상 비문증이 발생할 수 있다는 통계자료가 있습니다.

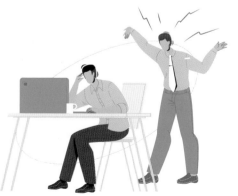

심한 스트레스가 증상을 악화
시킬 수 있으니 전문적인 상담을 받으세요~

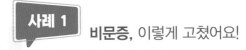

박소연* 님 (*가명, 40세 여성)

"임신 중 생긴 비문증, 정말 괴로웠어요"

① 발병시기 및 내원 사유

임신 8개월째로 접어든 어느 날, 박소연 님은 눈앞에 검은 물체들이 둥둥 떠다니는 것을 보기 시작했습니다. 이상하다고 생각하면서도, 임신으로 인한 호르몬 변화 때문에 일시적으로 나타난 증상이라고 생각했습니다. 그런데, 그 검은 물체들은 시간이 지나도 사라지지 않았습니다. 앞이 보이지 않는 건 아니었지만, 이 때문에 박소연 님은 신경이 곤두서곤 했습니다.

임신 중에 산모가 받은 스트레스는 태아에게 악영향을 미치는 법이라, 박소연 님은 치료를 해야겠다고 생각하고 안과를 찾았습니다. 안과에서는 비문증이라고 하면서 임신 중이라 치료는 어려우니, 차분한 마음으로 사라질 때까지 지켜보자고 했습니다. 결국, 박소연 님은 비문증에 시달리며 출산을 했야 했습니다. 그러나 출산 후에도 비문증이 사라지지 않자, 결국 한방치료를 해보기로 결심하고, '빛과소리 하성한의원'을 찾아왔습니다.

② 증상 및 진단

첫 내원 당시 실타래 모양의 검은 물체가 하루 종일 둥둥 떠다니고, 심한 부분은 벌집 모양으로 실타래가 붙어있는 것 같다고 하셨습니다. 떠다니는 물체

때문에 책을 보거나 모니터를 볼 때 집중이 되지 않고, 밝은 곳에 가거나 흰 벽을 보면 더욱 선명하게 보여서 불안함이 가중된다고 호소하셨습니다.

③ 치료경과

- 치료 2주차 : 아직 비문증에는 별로 변화가 없다. 한약을 복용한 이후 허리 는 아주 편안해졌고 붓기도 많이 없어졌다.
- 치료 3주차 : 왼쪽 눈의 비문증이 줄었고, 전반적으로 양쪽 눈 모두 편안해 졌다. 그러나 아침 기상 직후에는 비문증이 심해진다.
- 치료 5주차 : 비문증 60% 가량 호전되었고, 책이나 모니터를 보는데 훨씬 편해졌다.
- 치료 6주차 : 비문증 80% 가량 호전. 눈앞에 보이는 검은 물체가 좁쌀만한 크기로 줄어들었다.
- 치료 7주차 : 비문증이 90% 이상 거의 사라졌고, 흰 벽을 볼 때만 실타래 몇 가닥이 옅은 색으로 보이는 정도이다.

치료후기

비문증의 경우, 양방에서 할 수 있는 치료는 유리체 절제술, 레이저 시술 등 치료를 통해 감수해야하는 부작용이 크기 때문에 적극적인 치료를 권유하기 어려운 실정입니다. 그러나, 한방치료의 임상에서 비문증이 발생하고 3개월 이내에 치료를 시작할 경우 비문증이 깨끗하게 없어질 가능성이 높으며, 3개월 이상 경과된 비문증이라도 다소 호전될 수 있음을 수많은 사례에서 확인할 수 있었습니다.

박소연 님의 경우, 임신과 출산으로 인해 신장, 방광, 자궁, 난소 등 비뇨생식기의 기능이 많이 떨어진 상태였습니다. 따라서 신장의 기능을 강화시키는 처방을 하고 눈쪽 혈류를 개선하는 침과 물리치료를 통해 비문증은 물론, 산후 요통, 관절통, 부종까지도 고칠 수 있었습니다. 질환만 단독으로 보는 것이 아닌, 몸 전체를 유기적인 관점에서 바라보고, 치료한 한의학의 기본원리에 따랐기에 얻을 수 있는 결과였습니다.

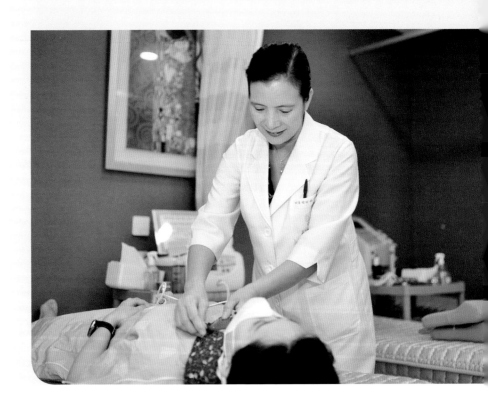

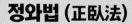

정와법 (正臥法)

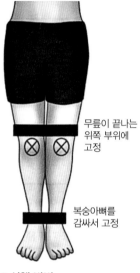

무릎이 끝나는
위쪽 부위에
고정

복숭아뼈를
감싸서 고정

◉ **준비 자세**

허브핫팩을 목에 둘러 준다.

◉ **기본 자세**

(*밴드는 로고가 정중앙에 보이게 고정)

1. 짧은 밴드를 발목(복숭아뼈)를 감싸 고정하고 발바닥 전체가 벽면에 완전히 닿게 붙인다.
2. 긴 밴드를 무릎(무릎이 끝나는 위쪽 1cm 부위)에 단단히 고정한다.
3. 하체가 일직선이 되게 천천히 눕는다. 누운 자세에서 거울을 들어 양쪽 눈썹과 양쪽 귀가 대칭이 되는지 확인한다.

◉ **체크 사항**

허리 뒤쪽에 손등을 대고 손가락 끝(중지)만 닿게 한다.

(단, 어깨나 손목이 비대칭이거나 불편하면 손은 편안하게 뺀다)

◉ **실행 방법**

1. 양쪽 무릎에 힘을 주어 무릎 뒤쪽(오금)이 반드시 대칭으로 바닥에 닿도록 한다.
2. 무릎에 힘을 줄 때 양쪽 허리가 뻐근한 느낌으로 올라가는지 확인하며, 양쪽 무릎을 쫙! 펴는데 집중한다.
3. 시선은 수직 천장을 보며, C자 목을 잡아준 후엔 눈을 편안하게 감아도 된다. (턱을 당기거나, 머리를 뒤로 젖혀 목, 어깨에 힘이 들어가지 않도록 한다.)

*(0.5초 속도로 100 세고 10 쉬고) 1회에 1분 소요, 10회에 10분 소요: 하루에 1~2회 진행한다)

◉ **운동 효과**

대퇴부에서 골반, 허리와 경추, 그리고 후두부 경계선까지 이어지는 근육의 밸런스를 통해 척추와 턱관절의 불균형을 조절한다.

정좌법 (正座法)

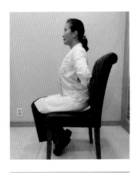

⊙ **기본 자세 (TV, 동영상 시청 금지)**

무릎이 의자 위에 걸쳐지도록 안쪽 깊숙이 앉아 무릎을 모은 후 시선은 정면에서 15°로 고정한다.

▶손가락만 겹쳐 명치 뒤에 대는 자세가 되면 1, 안되면 2 선택한다

〈1. 양팔 뒤로하는 자세〉

1. 양팔을 뒤로하여 손가락 마디 부분만 겹쳐주고, 어깨와 팔이 수평이 되게 가슴을 펴고 등을 바로 세운다.
2. 아랫배를 등 쪽으로 당겨서 (복근에 힘을 주고) 허리를 바로 세운다.
3. 괄약근의 힘을 주는데 집중해 골반을 바로잡는다. 이때 발끝을 세워 종아리가 의자에 닿도록 깊숙이 넣어주고, 가급적 무릎이 수평이 되도록 만들어 준다.(수평이 안되면 발밑에 책을 받쳐준다.)

※의자에 앉을 때마다(0.5초 속도로 100 세고 10 쉬고) 2~3분 이상씩 수시로 진행한다.

〈2. 양팔 편히 내리는 자세〉

1. 쿠션을 골반 뒤에 받치고 가슴을 펴고 등을 바로 세운다.(쿠션에 기대지 않음)
2. 허벅지 중앙 부위에 밴드로 단단히 고정하고 아랫배를 등쪽으로 당겨서(복근 힘주고) 허리를 바로 세운다.
3. 괄약근의 힘을 주는데 집중해 골반을 바로잡는다. 이때 발끝을 세워 종아리가 의자에 닿도록 깊숙이 넣어주고, 가급적 무릎이 수평이 되도록 만들어 준다.(수평이 안되면 발밑에 책을 받쳐준다)

※괄약근에 힘을 주기 어려운 경우 발목 밴드로 고정하고 두 손을 단전에 모아둔다.

※(0.5초 속도로 100 세고 10 쉬고) 1회 1분 소요, 10회 10분 소요/하루에 1~2회 진행한다.

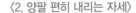

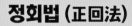

정회법 (正回法)

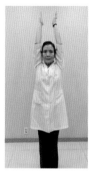
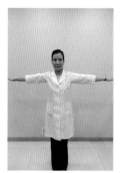
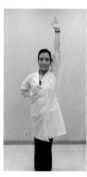
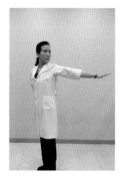

◉ **준비 자세**

양발을 나란히 모은 상태에서 시선은 정면 15°
위를 보며, 가슴을 펴고 아랫배에 힘을 주며 바
른 자세를 한다. (바른 자세를 유지하며 아랫배
단전에 힘이 빠지지 않도록 진행한다)

◉ **동작 방법**

기립 1. (양팔 운동) ▶ 1세트/10회

1. 자연스럽게 양팔을 귀 가까이 붙인 후 손바닥
   을 돌려서 양옆으르 180° 반원을 그리면서 내
   려온다.
2. 팔을 올리며 4초간 숨 들이쉬고, 팔 내리며 6
   초 간 숨 내쉰다.
   (*목과 어깨가 풀어질 수 있도록 충분한 호흡)
3. 손바닥의 방향 : 팔 올릴 때는 손바닥이 마주
   보고, 내릴 때는 귀 옆에서 손바닥을 반대로
   뒤집어서 내려온다.

기립 2. (한 팔씩 운동) ▶ 1세트/10회

1. 한쪽 손등을 명치 뒤쪽 등에 고정하고, 다른
   손은 손바닥을 뒤로 보게 몸 옆쪽으로 붙인다.
2. 앞에서 뒤로 180° 반원을 그리고, 어깨를 옆으로 돌리면서 내려온다. 팔 올리며 4초 숨 마시고,
   팔 내리며 6초 숨 내쉰다. (*목과 어깨가 풀어질 수 있도록 충분한 호흡)
3. 손바닥의 방향 : 시작할 때엔 손바닥이 뒤를 보게 시작하고, 마지막엔 앞을 보게 한다. 그리고
   다시 반복해서 손바닥을 뒤로 보게 한 후 시작한다.

*각각 1세트 10회씩을 3세트 연속하면 10~12분 소요(하루에 1~2회 진행한다)

하성 5대 운동보감

정평법 (正平法)

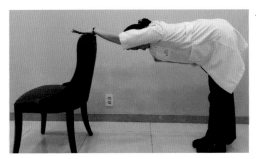

◀허리와 골반 높이 정도의 의자 또는 식탁, 싱크대 등을 이용한다.

◉ 기본 자세

1. 두 손 맞닿게 모으고 손목 수평이 되도록 의자를 잡아준다.
2. 그대로 숙이면서 팔과 머리가 수평이 되도록 유지해 준다. (팔 사이에서 머리가 떨어지지 않고 수평이 되면 목에 힘이 안 들어가고 목에 긴장을 방지한다)
3. 등과 허리, 가로축과 세로축 모두 수평이 되도록 하여 최대한 스트레칭한다.

◉ 동작 방법

1. 시선은 수직 아래로 고정한다. (안압 상승 방지)
2. 다리는 수직으로 고정한다.
3. 팔과 양쪽 귀 반드시 고정하고 떨어지지 않도록 한다.
   1~2cm 내외의 높이로 0.5초 속도로 가벼운 반동을 이용하여 움직여 준다.
※ 1. 어깨만 반동하여 100회 (50초) 진행하고, 일어서서 어깨를 앞에서 뒤쪽으로 돌리면서 10초간 스트레칭해준다.
　　2. 발뒤꿈치 반동을 이용하여 100회 (50초) 진행하고, 일어서서 어깨를 앞에서 뒤쪽으로 돌리면서 10초간 스트레칭 해준다.
→ 각각 교대로 1분씩 10분간 진행한다. 호흡은 동작이 익숙해지면, 코로 4초 들이쉬고 입으로 6초 (후~ 연속으로) 내쉬기를 자연스럽게 하며 진행해 주시면 된다.

하성 5대 운동보감

"정보법 (正步法)"

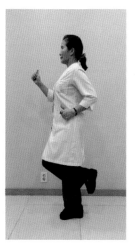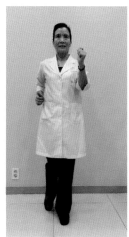

◉ **기본 자세**

1. 시선은 정면 15°를 향한다.
2. 아랫배 코어 근육에 힘이 빠지지 않게 한다.
3. 양어깨 양팔은 대칭이 되게 유지한다.

◉ **걷기 자세**

1. 양팔을 "V"자로 굽히고 가볍게 주먹을 쥐어 엄지손가락을 세운다.
2. 양팔이 옆구리를 스치듯 자연스럽게 앞뒤로 흔들며 대칭이 되게 하고 엄지손가락 높이는 어깨 정도까지 양쪽 동일하게 대칭이 되게 하여 걷는다.
3. 0.5초 속도로 하나/둘) 앞뒤로 흔들며, 팔이 자연스럽게 뒤로 가도록 걷기를 진행한다.
   (스치고 스치고 / 수평 수평 / 뒤로 뒤로 / 힘 힘 !!!)

*주의 : 걸을 때 좌우 어깨가 비대칭이 되면 실행을 보류한다.

포도막염
(葡萄膜炎, Uveitis)

1) 포도막염이란?

포도막에 생기는 염증을 포도막염이라 합니다. 포도막이란 안구의 중간층을 형성하는 갈색의 구형 구조물로 앞쪽의 홍채, 중간의 모양체, 뒤쪽의 맥락막으로 구성됩니다. 포도막은 혈관이 풍부한 조직으로, 전신질환이 있을 때도 이상이 동반될 수 있습니다.

2) 포도막염은 왜 생길까?

세균, 바이러스, 진균, 기생충 등에 의한 감염성 원인 또는 자가면역질환, 종양, 외상, 수술, 전신질환과 연관된 포도막염 등 비감염성 원인으로 일어납니다.

3) 포도막염에 걸리면 어떻게 될까?

염증이 발생한 위치에 따라 증상이 다양합니다. 대표적인 눈 증상으로는 시력저하, 시야 흐림, 충혈, 통증, 비문증, 눈부심 등이 있습니다. 베체트병, 류마티스 질환 등 전신 질환에 동반하여 발생한 포도막염의 경우에는 류마티스 질환과 연관된 관절 증상, 피부 증상, 입속이나 외음부 주변의 궤양, 소화기 증상, 전신 감염 증상 등이 함께 동반되고는 합니다

4) 포도막염에는 어떤 것들이 있을까?

A. 전부 포도막염

가장 흔한 포도막염으로, 안구의 앞쪽 포도막에 발생합니다. 각막 침출물이 많이 발생하므로, 홍채후유착, 급성 폐쇄각 녹내장을 일으킬 수 있습니다.

B. 중간 포도막염

포도막의 중간부에 생기는 염증으로, 유리체 혼탁 및 황반부종, 시력저하 및 망막 주변부 혈관염을 동반합니다.

C. 후부 포도막염

안구 뒤쪽에 있는 맥락막에 생기는 염증으로, 시신경 유두 부종 및 염증성 삼출액이 고여 망막박리의 원인이 됩니다. 유리체 견인으로 인해, 열공 망막 박리로 이어질 가능성이 높습니다.

D. 전부 포도막염

염증이 포도막 전체에 퍼진 것을 말합니다. 대표적으로 베체트병, 보그트-고야나기-하라다 증후군, 전체도포막염이 동반된 다초점맥락막염, 매독 등에서 발생할 수 있습니다. 증상으로는 시력이 심하게 떨어지며, 후포도막염 증상이 모두 나타날 수 있습니다.

이미지로 보는 유형별 포도막염

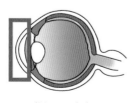 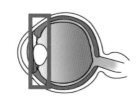 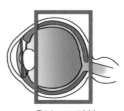

전부 포도막염　　　　　중간 포도막염　　　　　후부 포도막염

5) 포도막염, 양의학에서는 어떻게 보고 치료할까?

A. 진단

세극등현미경검사, 안저검사, 안저혈관 조영술 등의 안과검진과 함께 정확한 원인을 찾기 위해 혈액검사, 방사선검사, 소변검사 등 전신검사가 필요합니다.

B. 치료

원인에 따라 감염성, 종양성, 비감염 내인성 중 어디에 해당되는지 확인합니다. 감염성의 경우 항생제, 항진균제, 항바이러스제를 투여하고 종양성의 경우 항암치료를 합니다. 비감염 내인성의 경우 국소적 스테로이드 점안액으로 치료하거나, 눈 주위 혹은 눈 속 주사 방법을 시행하기도 합니다. 스테로이드 치료가 효과를 보지 못하면 면역억제제를 병용 및 단독사용하기도 합니다. 그밖에 통증완화 및 홍채유착 방지를 위해 조절마비제 안약을 사용하는 경우도 있습니다.

6) 포도막염, 한의학에서는 이렇게 보고 치료한다

A. 관점과 용어

이전의 한의학은 검진 기계의 도움이 없이 눈에 보이는 현상을 중심으로 질환을 파악했습니다. 따라서, 한의학 문헌에서 만나볼 수 있는 포도막염은 포도막염으로 인해 나타날 수 있는 증상들을 중심으로, 동신축소, 동신건결, 혈관동신, 황액상충 등에 해당한다고 볼 수 있겠습니다.

동신(瞳神): 해부학적으로 안구 중막의 혈관조직인 홍채, 모양체 및 맥락막에 속합니다.

동신축소(瞳神縮小): 홍채 모양체염이 만성화되고 심해지면, 동신이 침구멍처럼 작아지는 증상을 말합니다.

동신건결(瞳神乾缺): 동신축소로 인해 눈동자가 그 기능을 상실하는 것입니다.

혈관동신(血灌瞳神): 동신에 일어나는 충혈 증상으로, 심할 경우 동신 전체에 일어나며 모양체 충혈 증상과 유사합니다.

황액상충(黃液上衝): 중등도의 각막궤양과 급성 전포도막염에 발생하는 축농 증상으로, 전방에 농이 쌓이는 것입니다.

B. 원인과 치료법

한의학에서는 눈 질환을 화(火)병으로 봅니다. 원인은 세균 및 바이러스 감염, 육체적 과로로 인한 노권상(勞倦傷), 정신적 스트레스로 인한 칠정상(七情傷), 체질과 장부의 불균형에 따른 진음(眞陰)과 진양(眞陽) 부족, 과식과 과음 등으로 인한 담음(痰飮)과 어혈 등입니다.

염증이 심한 실증의 경우 청열지제(淸熱之劑, 열을 식혀주고, 과잉 대사율을 낮춰주는 약), 풍열이나 간화를 진정시키는 한약재를 활용합니다. 장기적으로 재발되는 만성질환에는 음허(陰虛, 음기가 허함)로 인한 허열(虛熱, 음양과 기혈의 부족으로 생기는 열)을 자음(滋陰, 음기를 채워줌)시키면서 내려주는 한약재를 활용합니다.

침 치료는 눈 주변 혈자리에 자침해 지속적인 안구 내외의 혈류순환을 촉진시켜 염증을 가라앉힙니다. 경우에 따라 한약에서 추출한 항염증 성분을 약침액으로 조제해, 눈 관련 혈자리에 자침하거나 안약으로 활용합니다. 또한 경추와 턱관절, 접형골 등의 구조를 바로잡음으로써, 안구동맥으로의 혈류의 흐름을 원활하게 하며 염증을 치료하고 포도막염의 만성화나 재발을 막아줍니다.

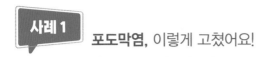

이다은* 님 (*가명, 14세 학생)

"포도막염 재발 없이 잘 유지 중"

① 발병시기 및 내원 사유

　경북 경주에서부터 내원한 중 1학생 다은이는 만 4세 때부터 포도막염을 앓고 있었습니다. 양쪽 눈 모두 자주 재발하는 포도막염으로 인해 안압까지 올라가 속발성 녹내장까지 진행이 되었고, 내원 2~3년 전에는 결국 녹내장 수술(임플란트 삽입술)을 받아야 했습니다. 그 후로도 1~2달 주기로 포도막 염이 계속 재발해 안압이 상승하면서 시야 결손과 시력 저하가 계속 진행되 었습니다. 내원 당시 다은이는 시야가 매우 흐릿하고 좁아져 있으며, 2종류의 안압약을 사용하며 안압을 조절하고 있었습니다.

② 증상 및 진단

　다은이는 만성 포도막염과 그로 인해 발생한 속발성 녹내장으로 고생하고 있 었습니다. 심각한 시야결손으로 버스 표지판을 읽지 못할 정도였고, 오른쪽 눈 은 비문증도 심했으며, 내원 당시의 나안 시력은 우측 0.03, 좌측 0.15, 교정시 력 우측 0.8, 좌측 0.7이었습니다. 평소 안압은 13/14 정도였으나, 포도막염이 재발할 때마다 안압이 급격히 상승하던 상태였습니다.

③ 치료경과

- 치료 4주차 : 안압 11/11로 떨어지고, 안압약 2개 -> 1개로 줄었다.
- 치료 8주차 : 안압 11/12 유지되고, 포도막염 재발 없이 안정적으로 유지되고 있었다. 교정시력 우측 0.9, 좌측 0.8
- 치료 12주차 : 1주일 전부터 비문증 사라짐. 포도막염 재발 없었고, 안압 11/12 유지 되었다.
- 치료 16주차 : 안과 검진. 안압 12/12 측정. 포도막염 염증 깨끗이 소실됐다는 이야기 들었다. 시력 우측 1.0, 좌측 0.9로 호전 되었다.

치료후기

만 4세부터 포도막염이 발생해 녹내장까지 진행이 됐던 다은이는 그 후로 현재까지 다행히 포도막염 재발 없이 잘 유지 중입니다. 치료 시, 다은이에게 특히 문제가 되었던 부분은 다은이의 식습관, 부족한 활동량과 바르지 못한 자세였습니다. 다은이는 어릴 적부터 편식을 많이 하고, 치킨과 피자, 인스턴트 과자류를 많이 섭취하는 편이라, 이런 식습관은 염증을 조장하기 쉽기에, 치료 당시 한약 치료와 함께 식습관 교정과 자세교정을 어머님께 요청드렸습니다.

또한, 다은이는 아기적부터 엎드려 자는 습관으로 두개골 및 경추 정렬이 바르지 않아, 침 치료와 함께 하성 5대 운동보감법, 그중에서도 특히 설첨운동법을 매일 꾸준히 할 것을 당부했습니다. 이로써 다은이의 면역력을 높이고, 눈으로 가는 혈액순환을 원활하게 만들어서 포도막염을 치료하고자 했고, 덕분에 다은이는 지금까지 포도막염이나 안압의 상승 없이 좋은 컨디션을 유지 중입니다.

시신경염
(視神經炎, Opticneuritic)

1) 시신경염이란?

시신경의 염증, 감염, 탈수초화(脫髓鞘化, 신경섬유를 감싼 수초가 손상돼 없어지는 현상)로 시력이 떨어지고 시야에 장애가 생기며, 눈 주위 통증 및 색을 분별하는 감각이 떨어지는 색각저하가 발생하는 질환을 말합니다. 특발성 시신경염의 경우 발생 몇 주 후 시력과 시야와 색각 등이 호전되지만, 다른 동반 질환이 있는 경우 후유증이 생길 수 있습니다.

2) 시신경염은 왜 생길까?

소아의 경우 예방접종이나 감기 후에 종종 발생합니다. 중추신경계 염증성 탈수초성 질환이나 감염, 자가면역 등 전신질환이 원인이 되기도 하며, 뚜렷한 원인을 알 수 없는 경우도 있습니다.

3) 시신경염에 걸리면 어떻게 될까?

며칠 내에 갑자기 시력 저하, 색각 이상과 함께 중심시야 결손이 발생했다가, 몇 주에서 몇 개월에 걸쳐 서서히 호전됩니다. 시력 저하의 정도는 환자에 따라 다양한데, 가벼운 시력저하부터 광각이 사라지는 경우까지 다양합니다. 통증은 눈을 움직일 때 더욱 심해지며, 시력저하보다 먼저 오기도 합니다. 번쩍이는 빛이나 밝은 불빛이 보이는 증상, 색각장애, 시야결손 등이 일어납니다. 시야결손은 대부분 한쪽 눈에 발생하나, 양쪽 눈에 발생하는 경우도 약

20%에 달하며 소아의 경우 50%이상으로 나타났습니다.

대부분 시력은 정상 혹은 정상에 가깝게 회복이 되나, 그렇지 못하고 실명이 되는 경우도 있습니다. 또한 재발이 잦은데, 재발을 반복할수록 시력이 점차 저하되고 시신경이 위축됩니다

4) 시신경염, 양의학에서는 어떻게 치료할까?

고용량 스테로이드를 정맥 주사하는 치료법이 있고, 경구 스테로이드제를 복용하는 치료법이 있습니다. 정맥주사 없이 경구 스테로이드제만 사용해도 시력회복효과에는 차이가 없으나, 정맥주사를 사용할 경우 회복기간 및 재발률이 줄어드는 것으로 알려져 있기 때문에, 정맥내 스테로이드제제 투여가 선호되는 편입니다. 여러 번 재발하거나, 다른 동반 중추신경계 질환이 동반된 경우 면역억제제 등을 장기간 사용하기도 합니다.

5) 시신경염, 한의학에서는 이렇게 보고 치료한다

A. 관점과 용어

시신경염은 며칠 내 갑자기 시력이 저하되는 질환으로, 한의학에서 폭맹(暴盲, 갑자기 각기 다른 정도로 시력 장애를 일으키는 병증)에 해당합니다.

B. 원인과 치료법

시신경염의 한의학적 치료 목표는 시력의 회복과 재발 방지입니다. 대부분 간(肝)과 신(腎)의 기능이 떨어지고 신체에너지 근원인 정혈(精血, 현대의학의 호르몬과 유사)의 부족으로 눈으로 가는 혈액 순환 장애가 발생하여 망막에 영양공급이 잘 되지 않거나, 극심한 스트레스로 인하여 심(心)의 기능이 떨어

지고 수승화강(水升火降) 작용까지 방해하여 신의 기능까지 서서히 떨어지게 되어 시력 감퇴에 영향을 주게 됩니다.

염증이 심한 실증은, 청열지제(淸熱之劑), 풍열이나 간화를 진정시키는 한약재를 활용합니다. 만성질환에는 음허(陰虛)로 인한 허열(虛熱)을 자음(滋陰)시키면서 내려주는 한약재를 활용합니다.

침 치료는 눈 주변 혈자리에 자침해 지속적인 안구 내외의 혈류순환을 촉진시켜 염증을 가라앉힙니다. 한약에서 추출한 항염증 성분을 약침액으로 조제해, 눈 관련 혈자리에 자침하거나 안약으로 활용하기도 합니다.

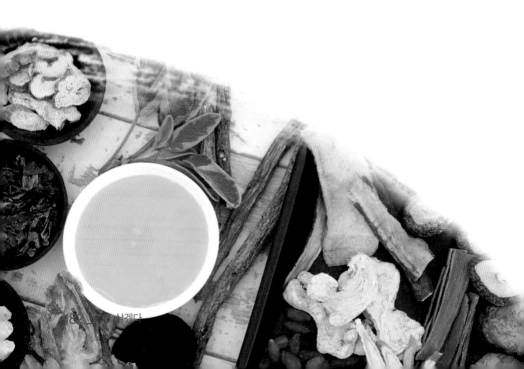

시신경염, 이렇게 고쳤어요!

이영호* 님 (*가명, 40대 남성)

"시신경염 재발없이 잘 유지 중"

① 발병시기 및 내원 사유

이영호님은 왼쪽 눈이 어려서부터 약시였습니다. 원래도 잘 안 보이던 왼쪽 눈이, 중학생이 된 첫 해에 열병을 앓게 되면서 시력이 더 떨어지셨다고 하셨습니다. 그 뒤로 고등학생 시절 양쪽 눈에 안압이 크게 올라 한동안 안과 치료를 받는 등 이영호님께 눈은 항상 위태로운 부분이었습니다.

그러다 40대에 접어들 무렵, 위태롭던 눈에 다시 문제가 터졌습니다. 시신경염이 발생하기 시작한 것입니다. 안과에서 수 개월간 치료를 받았지만, 잠시 좋아졌다가 다시 재발을 하는 것을 수 차례 반복하시며 점점 상태가 악화되었습니다. 이에 이영호님은 한방 치료를 받으시러 본원을 찾아주셨습니다.

② 증상 및 진단

내원 당시 이영호님은 앞을 볼 때마다 사물이 떨려보이고 무엇이든 또렷하게 보이지 않는다고 호소하셨습니다. 어려서부터 약시가 있었던 왼쪽 눈이 특히 심했는데, 마치 얇은 비닐막이 가로막고 있는 것처럼 항상 뿌옇게 보이신다고 하셨습니다. 원래는 왼쪽 눈만 그랬는데, 요즘에는 오른쪽 눈까지 같이 뿌옇게 보일 때가 많아졌고, 눈이 충혈도 잘 되고 눈꼽도 자주 끼는 편이라고 하셨습니다. 내원 당시의 교정시력은 왼쪽 0.3, 오른쪽 0.8이었습니다.

 눈 증상 외에도 신경 쓰일 일이 생길 때마다 얼굴이 붉어지고, 머리가 조이는 느낌이 들면서 심한 두통과 상열감이 찾아와 업무에 집중하기 힘들고, 특별한 활동을 하지 않아도 쉽게 피로해진다고 하셨습니다.

③ 치료경과

- 치료 1주 : 눈 상태는 아직 그대로. 두통과 상열감은 많이 사라졌다.
- 치료 4주 : 침 치료 직후에는 떨림이 줄어들어 사물이 안정적으로 보인다. 눈이 더 편해졌고, 피로감도 많이 줄었다.
- 치료 6주 : 눈 충혈 소실. 시야가 깨끗해지기 시작했다. 얼굴의 붉은 기운과 항강증도 많이 완화되었다.
- 치료 8주: 왼쪽 눈 시력 0.3 -> 0.6으로 호전, 눈꼽 등 이물감도 소실되고 왼쪽 눈이 전보다 훨씬 깨끗하게 보인다.
- 치료10주 : 경추의 배열상태와 턱관절을 바로 잡기 위한 특수 운동 교정법을 중요시하며 재발 방지를 위해 치료를 지속하였다.

치료후기

 이영호님은 처음 치료 계획을 잡았을 때 예상했던 것보다 경과가 빠르게 호전되셨던 분이십니다. 시신경염이 몇 차례 재발을 거듭하며 계속 나빠졌던 눈이, 치료 후에 이전과 비슷할 정도로 편안해지셨기에 이영호님도 저도 굉장히 기뻤던 기억이 납니다. 그렇지만, 시신경염은 항상 재발의 위험이 있고, 발생 시 몇 일 사이에도 실명의 위험이 있는 응급질환이기에 항상 조심스럽습니다.

이영호님은 간담기능이 많이 항진되어있던 상태였기에, 시신경염 외에도 두통, 상열감, 눈충혈, 피로, 항강증을 더불어 호소하셨습니다. 따라서 한약 치료와 약침 치료를 통해 간담 장부의 불균형이라는 문제를 해결하는데 집중했습니다. 더불어 이영호님은 어려서부터 턱관절이 자주 빠지는 등 턱관절의 문제도 두드러지셨습니다. 이 점은 하성의 특수운동법 중 하나인 설첨 운동법을 통해 지속적으로 교정하여, 구조적인 원인의 해결에도 집중하였습니다.

안정적으로 눈 상태가 회복된 것을 확인하고 치료를 종결하였으나, 시신경염은 꾸준한 관리가 필수인 질환입니다. 또한 이영호님은 왼쪽 눈이 어려서부터 약시로 인해 시신경이 제대로 발달되지 못했다는 선천적인 취약함을 가지고 있으십니다. 이런 분들은 특히 40대 이후, 나이가 들수록 퇴행성, 노인성 안질환으로 진행할 수 있는 위험이 있기에 항상 주의를 기울이고 관리하셔야 합니다.

안구건조증
(眼球乾燥症, Xerophthalmia)

1) 안구건조증이란?

'안구건조증'이라고도 하는 안구건조증은 눈물샘의 기능이상으로 눈물샘에 분비되는 눈물의 양이 줄어 각막이 건조해지는 증상입니다. 우리의 눈은 우리가 눈물을 흘리지 않을 때에도 계속 눈물을 분비합니다. 우리가 눈을 편안하게 움직일 수 있는 것은, 항상 분비되는 눈물이 윤활유 역할을 하기 때문입니다.

눈물은 가장 안쪽의 점액층, 중간의 수성층, 그리고 바깥쪽의 지방층으로 구성돼 있습니다. 점액층은 수성층의 눈물을 안구에 잘 접착시켜 눈물이 고르게 눈을 적시도록 합니다. 눈물의 대부분을 차지하는 중간의 수성층은 안구를 깨끗하게 하고 불순물을 밖으로 씻어내는 역할을 합니다. 가장 바깥쪽에 있는 지방층은 눈물의 표면을 고르게 하고 눈물의 증발을 억제합니다. 이 세 가지 중 한 가지 성분이라도 부족하면, 눈물의 층이 불안정해 눈물이 쉽게 마르게 됩니다.

2) 안구건조증은 왜 일어날까?

노화에 따라 눈물의 분비량이 감소하면서 발생합니다. 남성보다는 여성, 특히 폐경기 여성에게서 많이 나타납니다. 작은 물체나 글씨를 많이 보는 일을 하거나, 장시간의 독서나 컴퓨터 작업을 오래할 경우, 공기가 혼탁한 밀폐된 공간에 오래 있거나, 흡연 또는 간접흡연을 하게 되면 눈물의 분비량이 감소하거나 눈물의 상태가 변합니다.

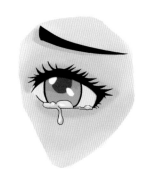

에어컨디셔너가 켜진 실내에서 오래 있거나, 콘택트렌즈를 장기간 착용한 경우, 눈에 자극적인 휘발성 물질이 많은 곳에서 일할 경우, 술이나 맵고 자극적인 음식을 많이 섭취할 경우, 지나친 성생활과 산후에 젖 말리는 약을 과도하게 사용한 후에도 안구건조증이 발생할 수 있습니다.

하혈(下血)이 심할 경우, 수술 등으로 혈액이 부족해졌거나 신수(腎水)가 손상된 경우, 혹은 또는 체질적으로 안구가 과민한 경우에도 안구건조증이 생기기 쉽습니다. 류마티스성 관절염, 만성 결막염, 안검염, 각종 피부질환, 안면 신경마비, 결막의 만성염증이 있거나 화학적, 열적, 방사선적 손상이 있는 사람도 안구건조증의 발생빈도가 높습니다. 만성적인 질환으로 인해 장기간 약을 복용했거나, 녹내장 등 다른 눈 질환으로 안과 전문의와 상의 없이 안약을 장기간 점안했을 때도 안구건조증이 발생할 수 있습니다. 또한 특정 약물도 눈을 건조하게 만들 수 있으므로 이뇨제, 베타차단제(녹내장 치료제 등), 항히스타민제, 수면제, 신경치료제, 진통제, 알콜 등을 복용하고 있을 때는 의사에게 알려야 합니다.

3) 안구건조증이 발생하면?

안구건조증은 일상생활에서 불편을 초래해 삶의 질을 떨어뜨리며, 중증으로 발전하면 전신의 점막과 피부가 건조각화(乾燥角化)를 일으키기도 합니다. 눈이 충혈되고, 따가움 또는 모래가 들어간 것처럼 이물감을 느낍니다. 화끈거리거나 찌름 또는 할큄을 당한 느낌을 받기도 합니다. 가끔 눈 주위나 눈 속에 실 같은 눈곱이 나타나기도 하고, 눈물이 부족한 느낌을 받습니다.

반대로, 눈물이 많이 난다고 호소하는 경우도 있습니다. 이는 건조로 인한 병변 때문에, 신체 방어기전 상 자극반사에 의해 나온 눈물입니다. 이때의 눈물은 방어작용을 상실한, 기능이 없는 눈물입니다. 아침에 눈뜨기가 힘들어지기도 하는데, 자는 동안 눈물생산이 중단되기 때문입니다. 이런 증상은 바람을 쐬거나 장시간 눈을 쓰는 활동을 하면 더 악화되며, 눈을 감고 있으면 증상이 다소 완화됩니다.

안구건조증은 충혈, 통증, 눈부심 등이 동반되므로 흔히 만성 결막염, 알러지성 결막염 등과 혼돈돼 잘못 진단이 내려지기도 합니다. 따라서, 확실한 진단을 위해 눈물 분비에 대한 검사 및 눈물표면 형태에 대한 관찰이 필요합니다. 필요한 경우 눈물의 양과 성분에 대한 정밀검사를 하기도 합니다. 눈을 진찰해 보면 각막에 점 모양으로 미세한 상처가 발견되기도 하며, 점액 찌꺼기 같은 것이 끼어 있기도 합니다. 또한 아래쪽의 눈물 높이가 낮을 수도 있습니다.

눈물이 얼마나 빨리 마르는지 검사하는 것도 가능한데, 그 방법은 특수 안약을 눈에 넣은 후 눈을 깜박거린 다음 계속 떠보게 하는 것입니다. 이런 방법으로 눈물이 마르는 시간을 직접 측정할 수 있는데, 안구건조증이 생긴 눈에서는 눈물이 빨리 마르는 것을 확인할 수 있습니다.

4) 안구건조증과 VDT증후군

의학이 고도로 발달한 현대사회에서는, 예전에는 치료 불가하던 많은 질환들을 치료할 수 있게 됐습니다. 반면, 현대사회 속에서 발생한 질환들도 있습니다. 그 중 하나가 VDT증후군(Visual Display Terminal Syndrome)입니다. VDT증후군은 텔레비전, 컴퓨터, 전자오락기 등이 널리 보급되면서 생긴, '컴퓨터 눈병'입니다.

VDT증후군은 대체로 화면에서 발생되는 전자파와 강한 빛이 심신에 무리를 줌으로써 눈의 자극을 유도하기 때문에 발생합니다. VDT증후군의 증상은 시력저하, 눈의 피로, 눈의 조절력 저하, 아물거리는 희미한 시력, 색각의 이상현상 등입니다. 더불어 두통, 팔목과 어깨의 통증, 식욕부진, 위통, 변비, 생리불순, 열감 및 냉감, 흉부압박감, 신경증, 초조감 등이 나타납니다. 또한 기질적 변화도 일어납니다. 누액감소로 인한 표층각막염, 고령자에게는 안압상승 유발, 방사선에 의한 백내장, 동공의 이상, 조절폭주의 이상, 근시의 진행악화 등이 올 수 있습니다.

직업상 장시간 컴퓨터 작업을 하는 사람이 VDT증후군에 걸렸을 경우, 이를 직업병으로 인정할 것인지에 대해 국가별로 논란이 되고 있습니다. VDT증후군을 예방하려면, 세심하고 지속적인 노력 및 절제가 요구됩니다. 즉 50분 눈을 쓰는 일을 한 후에는 10분 휴식을 줘야 하며, 적절한 조명 등 눈 건강을 고려한 환경 조성도 필요합니다.

5) 안구건조증,
양의학에서는 어떻게 보고 관리할까?

보편적인 치료방법은 약물요법입니다. 인공누액 또는 레스타시스라는 치료제를 점안하는 것입니다. 인공누액은 종류와 개인별 효과가 다양하므로 실제 사용 후 상담을 통해 적절한 것을 선택하는 것이 좋습니다. 레스타시스를 사용할 경우 대개 3~5일이면 회복됩니다. 회복되지 않으면, 안과 검진을 받아야 합니다. 약물요법에 더해 가습기 등으로 환경에 적절한 습기를 더해주면, 눈물의 증발을 감소시킬 수 있습니다. 또한 눈의 장시간 노동, 염색약 및 헤어드라이어, 스프레이 등은 피해야 합니다.

안구건조증이 심한 경우 수술을 하기도 합니다. 눈에서 눈물이 내려가는 길을 막는 누점폐쇄술, 누소관폐쇄술로 눈물이 눈에 오래 고여 있도록 하는 것입니다.

6) 안구건조증,
한의학에서는 이렇게 보고 치료한다

한방에서는 안구건조증을 '목건삽(目乾澁)', 눈이 건조하고 깔깔한 증상이라고 합니다. 목건삽은 화열과 신장의 진액부족으로 인해 생기므로, 화열을 내리고 진액을 보충하는 방향으로 치료합니다.

과도한 스트레스로 인해 화기가 안으로 들어오면서 수분이 줄어드는 경우, 풍(風)과 열(熱)을 다스리고 간의 기운을 조절해줍니다. 지나친 성생활이 원인이 돼 정혈(정기와 혈액)이나 진액이 부족한 경우, 보신정기(補腎精氣)하는 육미지황원 등을 응용합니다.

눈이 쉽게 피로하고 때때로 가슴이 두근거리며 식욕이 없고 밤잠을 설치는 등 심기가 허해진 경우, 비장을 건강하게 하는 동시에 심기까지 다스리는 건비진심(建脾鎭心) 요법을 씁니다. 음(陰)이 부족한 경우, 자음양수(滋陰養水-몸의 음액을 보강시키는 방법)하고 화(火)를 억제하는 약을 투여합니다. 환자에 따라 약은 다르지만 사물오자환, 상백피탕 등을 응용하기도 합니다.

안구건조증 예방법

- 항상 편안한 마음, 바른 자세를 가지도록 합니다.
- 규칙적인 생활과 가벼운 운동으로 면역력을 길러줍니다.
- 조명은 너무 어둡거나 지나치게 밝지 않게, 적당히 조절합니다.
- 깨끗한 손으로, 얼굴과 눈 주변을 종종 가볍게 지압해 줍니다.
- 컴퓨터, 휴대폰, TV, 책 등을 장시간 보지 않습니다. 50분 보면 10분 쉽니다.
- 휴식시간에 목과 어깨를 움직여 긴장을 풀어줍니다.
- 장시간 운전, 특히 야간 운전은 피합니다.
- 창밖으로 먼 곳의 사물을 바라보다가, 손가락 등 가까운 곳의 사물을 보는 것을 반복해 줍니다.
- 가끔 눈을 감고 손바닥을 비벼주고, 마찰이 된 손바닥을 눈 위에 대줍니다. 하루 3분 눈 운동을 합니다.
- 직접 바람을 쐬는 일을 피합니다.
- 담배, 술, 닭고기, 밀가루 음식, 맵고 짜고 자극적인 음식은 되도록 피합니다.

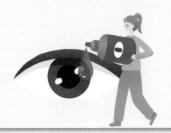

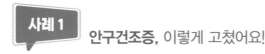

"20대 내내 시달린 통증에서 해방됐어요"

① 발병시기 및 내원 사유

치위생사인 조혜란 님은 2007년 라식수술을 받았고, 이후 안구건조증에 시달리기 시작했습니다. 안구건조증 때문에 안과를 자주 다녔으나, 2018년부터는 그 증상이 심해져서, 자주 눈이 따갑고 건조했으며, 심할 때는 눈을 뜨고 있기조차 어려워지셨습니다. 안구건조증은 고칠 수 없는 줄 알고 있던 조혜란 님은, 우연히 인터넷에서 '빛과소리 하성한의원'에 관한 정보를 접하고 내원했습니다.

② 증상 및 진단

조혜란 님은 첫 내원 당시, 양쪽 귀에서부터 눈 주위가 조이고 당기는 느낌이 24시간 계속된다고 호소했습니다. 두통이 심했으며, 피곤할 때면 귀에서 금속성의 잡음이 들리는 이명 증상까지 있었습니다. 시력도 계속 나빠지고 있었고, 기상 후에는 눈곱이 많이 끼었습니다. 쉽게 피로해졌으며 기력이 약했습니다.

③ 치료경과

- 치료 2주차 : 눈의 충혈과 눈곱은 많이 줄었고, 두통도 약해졌다. 그러나, 귀 뒤쪽에서부터 눈까지 당기는 듯한 느낌은 여전하고, 얼굴까지 답답한 느낌

이 든다.

- 치료 7주차 : 귀에서 눈까지 당기는 듯하면서 얼굴까지 답답해졌던 느낌이 거의 없어졌다. 금속성 이명도 거의 사라졌다.

- 치료 8주차 : 눈의 충혈과 뻑뻑함이 전부 사라졌다. 직장에서 최근 업무량이 많아 수면이 부족한 상태임에도 눈은 아주 편안해졌다.

조혜란 님은 20대 내내 시달렸던 안구건조증이 개선돼 표정이 매우 밝아졌습니다. 치료 받기 전에는 하루에 30분마다 인공눈물을 넣었었는데, 이제는 야근할 때 가끔 한번씩 넣으면 된다고 하셨습니다. 또한 금속성 고음이 들리던 이명도 사라지는 등, 눈과 귀가 한꺼번에 맑아진 조혜란 님은 한방치료에 대한 신뢰가 매우 높아졌던 분입니다.

조혜란 님의 경우, 턱관절 장애가 두드러졌던 분이십니다. 몇 년 전 운동장에서 지나가다 축구공에 얼굴을 맞고나서부터, 음식을 씹을 때마다 소리가 나고 어금니 일부가 어긋난 느낌이 난다고 하셨습니다. 턱관절의 불균형이 있는 경우, 경추와 안구를 싸고 있는 접형골의 불균형까지 초래하여 안구로 가는 혈류의 흐름 뿐 아니라, 측두골의 불균형으로 귀로 가는 혈류 흐름까지 저해하는 경우가 많습니다. 따라서, 턱관절의 불균형을 바로잡기 위해 운동 교정법을 시행했고, 한약 치료로와 약침 치료를 통해 눈 환경을 개선하고자 하였습니다.

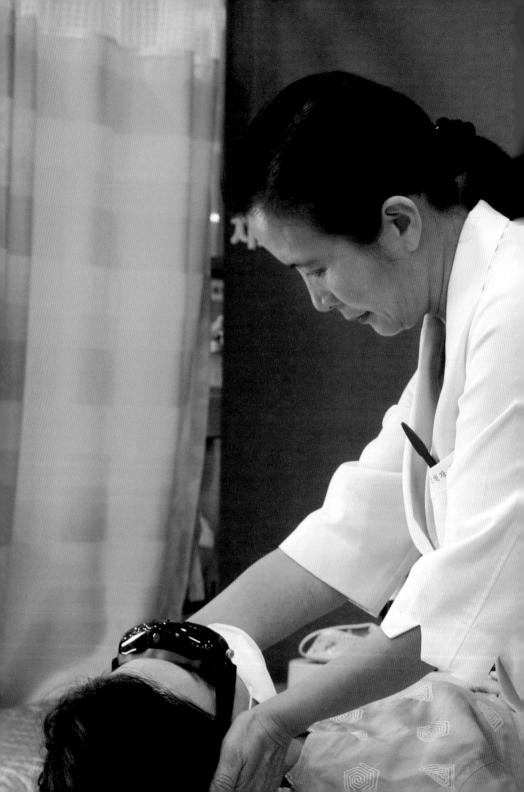

시력교정수술 후유증

1) 수술 후유증에는 어떤 것들이 있을까?
유형별 원인 및 증상

① 안구건조증(각막건조증)

라식수술은 흔히 안구건조증을 동반합니다. 각막을 얇게 벗겨내 근시를 교정하는 것이 라식수술인데, 각막에는 감각신경이 분포하고 있습니다. 이 감각신경은 외부의 자극에 의해 눈물을 분비하는 일을 합니다.

그런데, 라식수술을 통해 각막을 얇게 벗겨내는 과정에서 이 신경의 상당수가 절단됩니다. 신경이 한 번 절단되면 재생 및 회복이 쉽지 않기에, 눈물의 분비가 잘 되지 않아 안구건조증이 발생하는 것입니다.

② 시력의 전반적인 저하

라식수술의 부작용으로 가장 흔하게 나타나는 증상입니다. 증상은 개인별로 다르지만, 막연히 시력이 떨어지는 느낌을 받는 경우가 많습니다. 심한 경우 사물이 항상 두 개 이상으로 겹쳐 보이거나, 야간시력이 떨어지는 경우 등이 생겨 운전 등 일상생활에 불편이 생깁니다. 심한 경우 우울증이 생기기도 합니다.

③ 근시퇴행

라식수술이나 라섹수술 후 자연스러운 치유 과정에서 근시로 일부 회귀하려는 현상, 즉 '눈이 다시 나빠지려는 증상'입니다. 수술 후 몇 년, 때로는 몇 개월 사이에 시력이 떨어져 다시 안경을 써야 하는 경우가 생깁니다.

비용과 위험을 감수하고 시력교정수술을 한 사람으로서는 근시퇴행이 생기지 않기를 바라는 것이 당연합니다. 하지만 이는 사실상 부작용이라기보다는, 우리의 몸이 원래의 상태로 돌아가려는 일종의 생리적 현상이라고 볼 수 있습니다.

④ 각막혼탁

라식수술보다 라섹수술, 또는 엑시머레이저(PRK) 수술의 경우 각막혼탁이 더 많이 생깁니다. 물론 사용하는 수술장비에 따라 발생 빈도나 정도는 다릅니다. 구형 엑시머레이저의 강하고 거친 레이저빔에 의해 발생하는 열이 각막혼탁이 원인이 되기도 합니다. 증상은 시야가 맑지 않고 사물이 다소 뿌옇게 보이며, 때로는 시력이 떨어지고 눈부심 증상도 나타납니다.

⑤ 부정난시, 각막중심이탈

각막의 표면은 매끄러워야 합니다. 그런데, 라식수술 과정에서 각막 표면이 거칠어지는 경우가 생길 수 있습니다. 각막중심과 레이저가 조사된 중심이 일치되지 않거나, 각막의 중심을 잘못 잡았거나, 혹은 안구추적 장치가 느려서 안구의 움직임을 제대로 따라가지 못하는 경우에 각막 표면을 불규칙하게 깎게 됩니다. 불규칙하게 깎인 각막 표면은 어떻게 될까요? 매끄럽지 않고, 울퉁불퉁하고 거칠겠지요. 그 결과 부정난시, 각막중심이탈이 발생합니다. 증상은 사물이 고르게 보이지 않고 눈이 쉽게 피로해지는 것입니다. 또한 안경으로도 시력교정이 되지 않아 특수 렌즈를 착용해야 하는 부작용이 생깁니다.

⑥ 각막확장증

　라식수술 과정에서 각막을 너무 많이 깎아내면, 얇아진 각막이 안압을 견디지 못하고 늘어나게 됩니다. 이것이 각막확장증입니다. 비교적 드물게 나타나는 증상이지만, 시력교정수술의 부작용 중 매우 치명적인 증상이라고 할 수 있습니다.

⑦ 감염증

　라식수술 후 통증과 함께 갑자기 눈이 충혈되고 눈곱이 많아지며 눈이 잘 안 보이면 감염증을 의심해야 합니다. 감염증은 라식 절편 하부에 세균이 침입했을 때 발생합니다. 라식 절편은 영구적으로 치유되지 않고, 잠재적인 공간을 형성하고 있기 때문에 그곳으로 세균이 들어갈 수가 있습니다.

　감염증이 발생한 경우 시력감소와 함께 각종 합병증이 발생할 수 있습니다. 대표적인 합병증이 안구후부통증(6개의 외안부 근육의 불균형)과 두통(좌안과 우안, 특히 양안 이미지의 융합기능 저하)입니다. 심한 경우 실명할 수도 있는 무서운 후유증입니다.

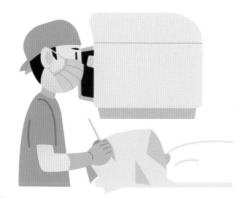

문소진* 님 (*가명, 20세 여성)

"안경에서도, 통증에서도 해방됐어요"

① 발병시기 및 내원 사유

고달팠던 고3 수험생 생활이 끝나자, 해방감에 젖은 문소진 님은 라식수술을 했습니다. 수술 시점은 대학 입학식 직전인 2016년 2월. 라식수술로 안경에서 해방된 것까지는 좋았는데, 수술 받은 직후부터 안구가 빡빡한 느낌이 들기 시작했습니다. 수술 이후 눈물이 분비되지 않아 안구가 항상 건조한 상태였고, 눈썹과 미간 쪽으로 안구 통증도 느껴졌습니다. 가장 괴로운 것은 단 10분도 컴퓨터나 책을 볼 수가 없었다는 것입니다.

새내기 대학생으로서는 재난이 아닐 수 없었습니다. 수술 받은 병원에 갔더니, 안약을 처방해줬습니다. 안약을 투여하면 눈물이 조금씩 분비되면서 상태가 호전됐었지만, 그때 뿐이었습니다. 결국 문소진 님은 근본적인 치료를 위해 한의원을 알아보기 시작했고, 첫 여름방학을 맞이한 2016년 7월, '빛과소리 하성한의원'에 내원했습니다.

② 증상 및 진단

문소진 님은 전형적인 라식수술 후유증으로 인한 안구건조증이었습니다. 안구가 전반적으로 건조했고, 외안근의 긴장으로 가까운 거리를 볼 때 안구후부의 통증이 유발되었습니다.

③ **치료경과**

- 치료 1주차 : 눈의 건조함은 많이 나아졌다. 하지만 공기가 나쁜 곳에 가면 눈이 많이 피로하고, 특히나 에어컨디셔너가 켜진 곳에 가면 눈이 심하게 피로해진다.
- 치료 2주차 : 약침을 맞은 날은 눈이 매우 편안하다. 첫 내원 때보다는 약간 호전됐지만, 여전히 눈은 건조하고 피로하며, 아직 책을 읽기는 힘들다.
- 치료 9주차 : 눈 건조감, 피로감이 전보다 더 좋아졌고, 이제는 책도 짧게 읽을 수 있다.
- 치료 12주차 : 전에는 눈을 크게 뜨면 눈이 아프고 근육이 뭉치는 느낌이 들었는데, 이제는 편안하다.
- 치료 15주차 : 전반적으로 생활에 지장이 없을 만큼 상태가 좋아졌다. 다만, 컴퓨터와 책을 보는 것은 여전히 힘들다.
- 치료 17주차 : 안구가 뻑뻑한 느낌과 통증이 많이 사라졌다. 간혹 양쪽 눈 안이 당기는 듯한 느낌은 남아있다.
- 치료 21주차 : 안구의 뻑뻑함과 통증이 완전히 사라졌고, 3시간 이상 독서가 가능해졌다.

사례 1 **라식수술 후유증**, 이렇게 고쳤어요!

문소진 님은 대학 새내기의 꿈을 펼쳐보기도 전에, 안구건조증 때문에 도저히 학업을 지속할 수 없는 지경이 됐었으나, 휴학계까지 제출하고 치료에 전념한 문소진 님은 다시 편안하게 3~4시간 독서를 할 수 있게 되셨습니다. 치료 기간은 총 5개월. 다행히 많은 시간과 노력을 들인 보람이 있어, 안구건조증은 물론 전반적인 몸 상태까지 좋아지셨습니다.

시력교정수술의 부작용과 후유증은 분명 존재합니다. 하지만, 수술 자체의 치명적인 문제만으로 각막이 손상을 입는 '수술사고'는 그리 흔치 않습니다. 수술 이후 생긴 변화와, 환자 자신이 가지고 있는 신체상의 문제들을 총체적으로 진단해 전반적으로 개선할 필요가 있습니다.

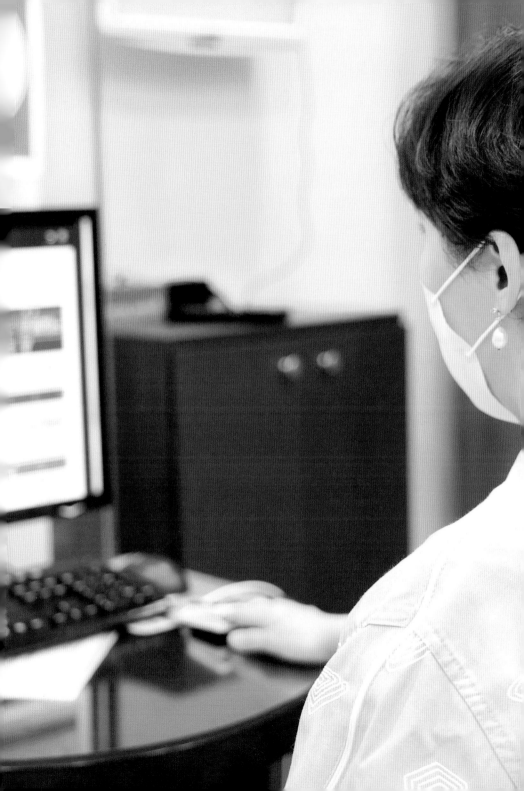

소아시력 저하

소아시력, 개선 가능한 경우도 있다는데?

성장기에 눈이 나빠지는 현상, 소아시력 저하는 왜 일어날까요? 성장기에 신체가 성장하면서, 눈의 굴절도 함께 일어납니다. 신생아 시절에는 원시였다가 점차 눈이 굴절되면서 3~4세경 정시가 됩니다. 사람에 따라 9~12세에 이르러서야 정시가 되는 경우도 있습니다. 눈의 굴절이 정상적으로 이뤄지지 않으면 어떻게 될까요? 시력이상이 생기겠지요. 근시, 원시 그리고 난시가 이 시력이상에 해당됩니다.

국내 초·중·고등학교 학생들의 시력이상 비율은 점점 늘고 있습니다. 원인은 여러 가지가 있겠지만 컴퓨터와 휴대폰의 사용시간 및 학습량의 증가, 눈 건강을 해치는 식생활을 들 수 있습니다. 참으로 안타까운 점은, 일단 시력이상이 나타나면 개선하기 어렵다는 것입니다. 즉 시력이 떨어져 안경을 착용하기 시작하면 평생 안경이나 콘텍트렌즈 또는 수술로 시력을 교정하게 될 가

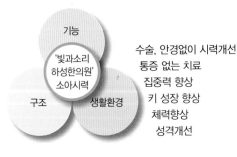

하성 소아시력개선 프로그램 효과

기능

'빛과소리
하성한의원'
소아시력

구조   생활환경

수술, 안경없이 시력개선
통증 없는 치료
집중력 향상
키 성장 향상
체력향상
성격개선

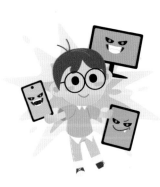

능성이 높습니다. **경도근시에 해당되는 -3 디옵터(0.1 시력)이나 -2디옵터 (0.2시력) 이상일 경우, 시력이 회복될 가능성이 높기에 굴절이상 초기에 한 의학적 치료를 꼭 받으시기 바랍니다.**

어린이 정상적인 시력 발달 단계(소아시력 발달 단계)

연령	시력표상의 시력	중요한 시력 발달과제
신생아	0.03 정도의 시력	빛과 어둠이 구별이 되어지고 흑백으로 희미하게 볼 수 있음
생후 2~3개월	0.05 정도의 시력	2~3m 거리의 물체를 보기 시작하며 색을 인지
생후 6개월	0.1 정도의 시력	사물을 뚜렷하게 구별할 수 있고, 사물의 움직임에 따라 눈동자를 따라 움직일 수 있음
만 1세 (첫돌)	0.2~0.3 정도의 시력	시력이 가장 왕성하게 발달하는 시기이고 사물의 원근감과 색깔 구별의 능력도 발달
만 3~5세	0.5~1.0 정도의 시력	해부학적으로 성인 수준의 모양과 형태를 가진 시세포를 완성, 사진으로 익숙한 사람을 구별할 수 있음
만 6세	1.0 정도의 시력	시력의 발달이 완성 단계로 정상시력 1.0 시력을 갖게 됨

1) 근시(近視, Myopia)

근시란, 안구의 길이가 정상보다 길거나 각막 또는 수정체의 굴절력이 너무 강해서 물체의 상이 망막보다 앞에 맺히는 굴절 이상을 말합니다. 그 결과로, 가까운 곳은 잘 보이지만 먼 곳은 흐릿하고 잘 보이지 않게 됩니다. 근시는 25세 전후 개선되는 경우도 있지만, 계속 진행되는 경우가 많습니다. 근시가 계속 진행되면, 망막에 여러 가지 문제를 일으켜 각종 안질환을 유발할 위험이 있습니다.

근시는 그 정도에 따라, 다음과 같이 4단계로 구분합니다.

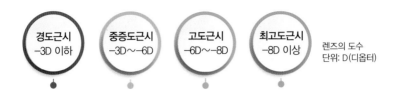

경도근시	중증도근시	고도근시	최고도근시
-3D 이하	-3D~-6D	-6D~-8D	-8D 이상

렌즈의 도수
단위: D(디옵터)

국내 소아근시 비율이 전체 근시의 50%를 넘어설 정도로 높은 비중을 차지하고 있다. 2019년 건강보험심사평가원 국민관심질병 통계의 연령별 근시 환자 수를 보면, 지난 해 전체 근시 환자 약 120만 명 중 10~19세가 36%(43만여 명)로 가장 많았고, 0~9세가 21%(약 25만 명)로 그 뒤를 이었다. 10명 중 6명 가량이 성장기 어린이와 청소년인 것이다.

또 2008년 ~2012년 국민건강영양조사에 따르면 부모 중 1명 또는 모두가 근시인 경우 소아 청소년 자녀의 고도근시 유병률이 최고 11.4배까지 높았고, 어린이의 시력은 6~9세에 완성되는 것으로 알려져 있는 만큼 여기에 해당하는 경우라면 보다 각별한 주의가 요구되고 있다.

많은 연구 결과에서도 12세 이전에 근시가 발생하는 어린 아이들은 고도 근시가 발생할 위험이 더 높으며 시력을 위협하는 질병의 위험을 증가시키는 것으로 조사되고 있다. 문제는 근시가 소아에서 더 빨리 진행되기 때문에 부모는 자녀의 근시를 관리하고 시력과 눈 건강을 보호하기 위해 조기에 조치를 취해야 한다.

① 굴절성(屈折性) 근시와 축성(軸性) 근시

굴절성 근시는 굴절력이 너무 강해서 생기는 근시로, 경도근시의 대부분은 이에 속합니다. 별다른 치료법이 없어, 주로 안경이나 콘텐트렌즈로 교정합니다. 축성 근시는 안구가 너무 길어서 생기는 근시로, 고도근시의 대부분이 이에 속합니다.

▶축성 근시

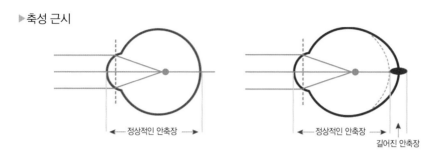

② 악성(병적) 근시로 유발되는 안질환들

-10D(디옵터, 렌즈의 도수) 이상을 '악성 근시' 또는 '병적 근시'라고 합니다. 이 악성(병적) 근시가 진행되면, 안구가 길어지면서 뒤쪽으로 늘어나기 때문에 각종 안질환을 유발하게 됩니다.

대표적인 안질환으로는 문리상(紋理狀) 안저, 위시신경염(僞視神經炎) 코누스, 황반부 출혈, 황반부 변성, 초자체 혼탁, 초자체 박리, 망막 변성, 망막 열공(裂孔) 등입니다. 이런 안질환들은 시력을 감퇴시키는데, 망막 열공 외에는 현재 이렇다 할 예방법이나 치료법이 없는 실정입니다.

③ 가성 근시(假性近視, Pseudomyopia)

현대사회는 눈의 수난시대, 특히 '가성 근시의 수난시대'라 해도 과언이 아닐 것입니다. 컴퓨터와 휴대폰 없이 일상을 유지하기 힘든 이 시대, 가성 근시를 호소하는 사람은 연령과 성별을 가리지 않습니다. 컴퓨터나 휴대폰 화면을 장시간 계속해서 보면, 모양체가 극도로 긴장되면서 시력을 감퇴시키기 때문입니다.

▶ 정시, 근시, 원시, 난시

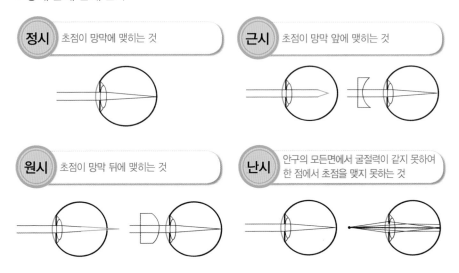

이처럼 원래 눈이 나쁘지 않은데도 지나치게 눈을 혹사시키거나, 환경적 요소에 의해 시력이 나빠지는 경우를 원인은 다르나 증상이 비슷하다는 뜻의 '가성(假性)'을 써 가성 근시, 또는 '거짓 근시'라는 뜻의 위근시(僞近視)라고 합니다. 경도근시는 대부분 이 가성 근시에 속합니다.

④ 고도근시, 한의학적 관점과 치료는?

앞서 언급했듯, 고도근시는 각종 안질환을 유발합니다. 그러나 서양의학에서는 아직 이렇다 할 예방법이나 치료법이 거의 없기 때문에, 정기적인 진찰만 권유하는 현실입니다. 고도근시가 있어도 30대까지는 안경 등으로 시력을 교정하면 되지만, 40세 이후에는 시력 교정도 어려워집니다. 즉, 40대부터는 각종 안질환, 합병증을 초래할 가능성이 커집니다.

2) 원시(遠視, Hyperopia)

원시란, 안구의 길이가 정상보다 짧거나 각막 또는 수정체의 굴절력이 너무 약해서 물체의 상이 망막보다 뒤에 맺히는 굴절 이상을 말합니다. 때문에 먼 곳은 잘 보이지만, 가까운 곳이 잘 보이지 않는 것입니다.

원시가 심하지 않고 조절력이 충분하면, 일상에는 큰 지장이 없습니다. 성장기에는 시력이 자꾸 변하는 경우가 많습니다. 대체로 8세 이전에는 안구 발육이 덜 된 상태이므로 원시였다가, 9세 이후 성장함에 따라 정상 시력을 회복하는 경우가 많습니다. 그러나, 9세 이후에도 원시가 계속 진행되는 경우도 있습니다.

① 굴절성(屈折性) 원시와 축성(軸性) 원시

- 굴절성 원시: 굴절이 너무 약해서 생기는 원시를 말합니다. 경우에 따라서는 각막 또는 수정체의 이상에 의해 생기기도 합니다.
- 축성 원시: 안구가 너무 짧아서 생기는 원시로, 대부분의 원시는 이에 속합니다.

② 원시, 40대부터 심해지는 이유는?

30대까지는 원시가 있어도 수정체의 탄력이 좋기 때문에 가까운 곳도 잘 볼 수 있습니다. 그러나, 40세 이후에는 수정체의 탄력이 떨어지면서 굴절력도 급격히 떨어지므로, 가까운 곳이 잘 보이지 않게 됩니다. 따라서, 원시는 40세 이후 증상이 심해지면서 본격적으로 불편함을 느끼게 됩니다. 특히 원시가 매우 심해 안정피로(眼睛疲勞)를 호소하거나, 사시(斜視)를 유발할 경우에는 안경을 착용해야 합니다.

3) 약시(弱視, Amblyopia)

약시는 기질적인 원인이 없음에도, 눈의 기능, 시기능(視機能) 저하가 나타나는 증상을 말합니다. 한쪽 눈에서만 발생하는 경우가 많아 발견하기 어려우며, 안경으로도 교정되지 않습니다.

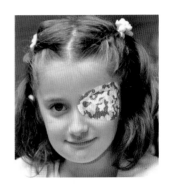

① 원인: 유전, 잘못된 식생활, 열(熱)

약시의 원인은 크게 세 가지로 구분됩니다. 첫 번째는 유전적 원인입니다. 두 번째는 식생활과 연관이 깊은데, 전반적으로 영양이 부족하거나 육식 위주의 편식을 했을 경우 약시가 발생할 수 있습니다. 세 번째는 열(熱) 때문입니다. 몸에 열이 많은 아이의 경우, 그 열이 머리 쪽으로 많이 올라가면 눈의 발달장애가 초래돼 약시를 유발할 수 있습니다.

② 조기 발견 및 치료를 위해

모든 질병이 그렇지만, 약시는 특히 조기 발견과 치료가 대단히 중요합니다. 약시는 시기능이 형성되는 중인 취학 전 연령대에 주로 발생하며, 사시 등 눈에 띄는 증상이 없이는 자각 및 발견이 어렵기 때문입니다. 공적으로는 취학 전 아이에 대한 시력검사 의무화가 필수입니다. 이동식 간이시력표를 유아원, 소아과 등에 비치해 아이 대상 시력검사를 의무화함으로써, 이상이 발견되는 아이은 조기에 치료하도록 해야 합니다.

사적으로는 보호자의 꾸준한 관심과 세심한 관찰이 절실합니다. 약시가 한쪽 눈에만 발생하고 한쪽 눈의 시력은 정상인 경우가 많으므로, 아이 본인도 인지하기 어렵습니다. 따라서 보호자가 약시 판별법을 숙지하고 있다가, 아이에게 조금이라도 이상이 발견되면 병원을 찾아 정밀검사를 받게 해야 합니다.

③ 약시, 어떻게 진단할까?

시력을 측정했을 때, 양안의 시력이 교정을 해도 차이가 많이 나면 약시로 진단합니다. 소아시력을 측정할 때는 한쪽 눈을 가리고, 아이의 행동을 면밀히 관찰해야 합니다. 한쪽 눈에 약시가 있는 아이은, 눈가리개를 떼려고 하거나 눈가리개 주변으로 보려는 행동을 보이게 됩니다.

④ 약시, 어떻게 치료할까?

시기능이 완성되는 8~9세를 넘기면 치료가 어려워집니다. 10세 이후에 하는 치료는, 더 나빠지지 않게 하는 것이 최선이라고 볼 수 있습니다. 약시 치료법으로 '가림치료법'이 있습니다. 정상안을 몇 개월 동안 가리고 약시안으로만 보게 함으로써, 약시안의 시력이 발달되도록 하는 것입니다. 이 치료의 성공여부는 약시의 정도, 치료시점 아이의 연령, 그리고 보호자의 꾸준한 참여에 달려 있습니다. 약시가 있는 아이은 본능적으로 정상안으로 보려 하기 때문에, 보호자가 약시안으로만 보게 해야 가림치료법이 효과를 볼 수 있습니다.

만일 백내장이 있다면, 백내장 수술 후에 가림치료법을 병행해 약시 치료를 해야 합니다. 또한 사시가 있다면, 사시 수술 전 약시를 먼저 치료해야 합니다. 그리고 사시 수술 후에도 약시 치료를 계속해야 합니다.

4) 난시(亂視, Astigmatism)

모든 방향에서 굴절력이 균일하지 않아 물체의 상이 하나의 초점에 맺히지 않고, 두 개 이상의 초점이 생기는 굴절이상입니다. 정난시(正亂視, Regular

Astigmatism)와 부정난시(不正亂視, Irregular astigmatism)로 구분됩니다.

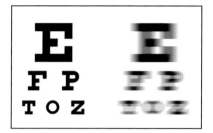

정난시는 각막이나 수정체의 굽은 면이 제대로 구(球, Sphere)를 형성하지 못했을 때, 또는 수정체가 한쪽으로 치우쳤을 때 생깁니다. 부정난시는 각막에 흉터가 생기는 각막반흔, 각막이 비정상적으로 얇아지면서 원뿔형으로 돌출되는 원추각막, 수정체의 앞뒷면이 원뿔 모양으로 돌출되는 원추수정체 등이 그 원인이 됩니다. .

5) 사시(斜視, Squint)

두 눈이 한 방향으로 정렬되지 않은 상태, 양쪽 눈의 시선이 다른 방향을 향하는 상태를 말합니다. 방향에 따라 내사시, 외사시, 상사시, 하사시로 분류하며 빈도에 따라 항상사시[1], 간헐사시[2], 사위[3]로 분류합니다.

양쪽 눈의 시선이 다르다보면, 각각의 눈에서 받아들인 상(像)이 서로 충돌합니다. 그러면 뇌에서는 일관된 상을 만들고자, 한쪽 눈의 정보를 억압합니다. 결과적으로, 한쪽 눈으로만 세상을 보게 되어, 약시로 진행되기 쉽습니다.

두 눈을 번갈아 사용하기도 하지만, 이 경우에도 두 눈을 동시에 사용하지는 못합니다. 이로 인해 시력저하, 어지럼증, 복시, 심리학적 위축 등이 동반되기도 합니다. 한의학에서는 목편시(目偏視)라 하며, 증상에 따라 소아통정, 동신반배, 신주장반, 녹로전관 등이 사시에 해당됩니다.

1) 항상 사시 : 사시가 항상 발현되어있는 상태
2) 간헐 사시 : 때때로 사시가 발생되는 상태
3) 사위 : 양쪽 눈으로 볼 때는 시선의 어긋남이 없이 정상이나, 한쪽 눈을 가리는 등 양쪽 눈의 융합을 억제했을 때에 사시가 발현되는 상태

사시 원인은 기질적 이상, 신경학적 요인, 유전, 구조적 요인, 조절과 굴절 요인 등에서 찾을 수 있습니다.

---

*사시와 사위란

사시의 경우, 양쪽 눈의 시선이 다르고, 한쪽 눈의 제 위치에서 벗어나있기 때문에, 상대가 나를 직접적으로 쳐다보고 있다고는 하나 눈동자가 다른 곳을 쳐다보는 등 증상이 뚜렷하게 나타납니다.

사위의 경우, 평소에는 안구의 치우침이 관찰되지 않습니다. 눈 피로가 증가할 때, 한 눈을 가리고 볼 때 나타나고, 증상이 심해지면 안구떨림이나 복시 등의 현상이 나타날 수 있습니다.

사시나 사위는 어린 아이에게도 나타날 수가 있습니다. 근거리나 원거리에 글씨나 물체가 떨려보이거나, 물체가 2개로 보이는 복시 현상이 나타날 경우 사위를 의심해볼 수 있습니다.

---

6) '빛과소리 하성한의원'의 소아시력 치료법

소아 시력저하의 원인 분석

'빛과소리 하성한의원'에서는 근시, 원시, 난시, 약시, 사시 등 어린이들의 시력 저하의 원인을 크게 3가지 기능적인 요인, 구조적인 요인, 생활 환경적인 요인 측면에서 그 원인을 파악하고 있습니다. 이 3가지 측면을 통합적으로 바로잡아 눈의 환경을 최대한 좋게 만들자는 것이 치료의 목적입니다.

단순히 해부학적인 눈을 바라보는 것이 아닌 눈을 가진 아이 자체를 바라보는 것입니다. 때문에 아이의 몸 전체를 아우르는 치료로 눈 뿐 아니라 면역력 향상, 집중력 향상, 성장까지 함께 효과를 얻게 됩니다.

A, 기능적 요인

1) 한약 처방

한의학에서 약시와 근시 치료는 오장육부의 기능적인 불균형을 조절하는 방향으로 이뤄집니다. 선천적으로 체질이 약하거나, 후천적으로 발육 과정에서 영양 공급 부족, 잦은 병치레 등으로 간(肝), 신(腎)의 기능이 쇠약해져 시력이 떨어지는 아이들이 있습니다. 또한, 최근 들어 식습관의 문제로 인스턴트, 기름진 음식을 많이 섭취하는 아이들, 유치원부터의 학습으로 인한 스트레스와 지속적인 긴장에 노출된 아이들은 간열이 심하다고 볼 수 있습니다. 더불어 잦은 감기, 각종 알러지 질환, 아토피 피부염 등을 함께 앓고 있는 아이들은 폐열로 인한 시력 저하가 발생하게 됩니다.

'빛과소리 하성한의원'에서는 이처럼 각각 아이들의 체질과 변증을 분석해, 그에 맞는 한약재를 선별해 처방하고 있습니다. 결국 아이들은 한방 치료를 통해 시력을 회복함과 동시에 저항력과 면역력이 강화되고, 성장에도 도움을 받을 수 있습니다. 실제로 시력 저하로 진료실에서 만난 아이들의 다수가 알러지 비염, 아토피 피부염 등으로 오랫동안 고생했던 것을, 시력 개선과 함께 면역력의 회복으로 함께 해결하고 가는 경우가 많았습니다.

B. 구조적 요인

1) 침 물리 치료

소아시력 개선을 위한 한의학적 치료법의 장점 중 하나는, 치료과정에서의 공포와 고통을 최소화한다는 것입니다. 이 말을 들으면, 이런 의문이 자동적으로 들 수 있습니다. '아이들이 침을 무서워하고 아파하지 않을까?'

물론, 대개 그렇습니다. 한편, 침을 잘 맞는 아이도 드물지만 있습니다. 이런 아이에게는 약침치료를 병행해 치료효과를 극대화합니다. 또한 침을 무서워하는 대다수 아이들에게는 약침 대신 눈 마사지와 지압, 미세전류와 바이오 치료기 등 물리치료법을 최대한 활용합니다. 이에 더해 눈 운동기기를 활용하면, 침을 사용하지 않고도 시력개선 효과를 낼 수 있습니다. 침을 무서워하는 아이들에게, 약침 대신 효과를 내는 훌륭한 치료도구입니다.

2) 교정치료

턱이나 경추 배열 상태에 문제가 있는 아이에게는, 근시나 약시 등 시력저하 증상이 나타나기 쉽습니다. 특히 뚜렷한 외부 자극이 없는데도 고도근시 등 급속한 시력저하를 겪는 아이들을 보면, 대개 턱관절이나 경추 등에 구조적인 이상이 발견됩니다.

이런 경우, 한방추나요법과 수기치료법 등을 활용해 턱과 경추를 교정해주면, 단기간에 시력개선 효과를 얻을 수 있습니다. 이런 교정술은 통증이 없고 안전해, 아이들에게 적합한 치료법입니다.

C. 생활환경적 요인

우리 아이들의 눈은 상하좌우의 4개의 직근과 2개의 사근, 총 6개의 외안근으로 이루어져 있고, 이로서 안구를 이동시키고 초점을 맞추는 작용을 수행합니다. 그런데 책, 컴퓨터, 게임, TV 시청 같은 근거리 작업의 눈의 활동과 자극 등의 과중으로, 흉쇄유돌근 상단 부위의 근육 긴장과 경직에 따른 혈류장애가 정상적인 안구 내 신진 대사를 저해합니다. 이런 생활환경적 요인도 함께 교정함으로써 치료 효과를 극대화시키고, 유지시킵니다.

7) 소아시력 개선 운동요법

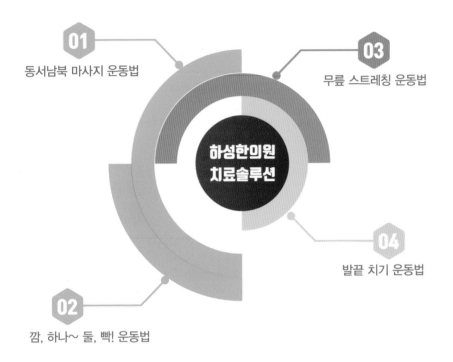

01 동서남북 마사지 운동법

03 무릎 스트레칭 운동법

하성한의원
치료솔루션

04 발끝 치기 운동법

02 깜, 하나~ 둘, 빡! 운동법

동서남북 마사지 운동법

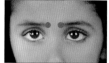
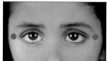
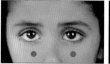
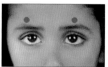

| (동) 찬죽혈 | (서) 태양혈 | (남) 사백혈 | (북) 양백혈 |

◉ **준비** : 손을 깨끗하게 씻고 허브핫팩을 목에 두르고 바르게 눕는다.

(동) 찬죽혈 : 눈썹 머리의 살짝 패인 홈

(서) 태양혈 : 눈썹 끝과 눈꼬리 끝부분이 만나 움푹 들어간 홈 (관자놀이)

(남) 사백혈 : 눈썹 중심선에서 콧방울 위선 라인의 홈

(복) 양백혈 : 눈썹 중심선에서 눈썹위 2cm 내외의 홈

◉ **실행**

1) 머리와 귀가 상하, 좌우 대칭으로 바르게 됐는지 확인한다.

2) 동서남복 각 혈자리 안쪽 방향 (5초)과 바깥쪽 방향(5초)으로 3회 연속 (30초 소요)= 1set로 실행(총 2분 소요)하며, 1회에 총 3~5set를 마사지한다. 이때 엄지손가락의 강도는 中(중) 정도의 힘으로 홈 부위를 마사지한다.

안와 마사지

◉ **실행**

1) 머리와 귀가 상하, 좌우 대칭으로 바르게 됐는지 확인한다.

2) 안와 마사지 부위는 안와뼈 안쪽에 부착된 6개의 외안근으로, 내축/중앙부/외측의 상,하 6곳 근육의 긴장부위를 엄지손가락으로 지그시 눌렀다 뺐다를 반복하여 1부위 5초씩 지압해 준다. (6부위→30초 소요) *6부위 : 위쪽 (사선→중앙→사선) → 아래쪽 (사선→중앙→사선)

> **병행**** 동서남북 마사지 (30초) + 안와 마사지 (30초) = 1SET 총 3SET를 병행한다.
> (총 소요시간 10분 내외, 하루 2회 이상 시행)
> *아이의 목, 어깨에 근육 긴장이 보이면, 이를 막기 위해 반드시 코튼볼을 앞니에 살짝 물어준다 .

"깜, 하나~ 둘, 빡! 운동법"

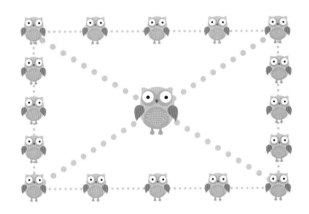

◉ **준비 자세**

1. 눈과 눈 운동판의 중심점이 수평이 되게 맞춰서 20cm 정도의 거리로 벽에 부착한다.
2. 바른 자세를 반가부좌 자세 또는 바른 의자 자세를 잡아준다.
3. 목 근육의 긴장을 막기 위해 반드시 코른볼은 앞니에 살짝 물어준다.
※ 코튼볼을 싫어할 시 좋아하는 약간 딱딱한 젤리를 물고 진행해 준다.

◉ **운동방법**

1. 깜 ~ (1초) ~ 하나 ~ (1초) ~ 둘 ~ (1초)에 걸쳐 충분히 눈 근육을 자극하며 고개를 고정한 채 시선만 정확히 극점을 찾는다. (깜에 주먹 쥐고 빡에 손바닥을 짝 펴도록 한다)
2. 보호자의 한 손은 지시봉을 들고 한 손은 아이의 목뒤를 가볍게 감싸서 "빡" 할 때 고개가 움직이지 않도록 한다.
3. 깜기 동작을 정확하게 30초 정도 먼저 연습한 뒤, 극점 보기를 실행한다. 이때 눈은 콧등에 주름이 생길 정도로 확실히 깜빡여 준다.

※ 아침, 저녁 5분씩 하루 2회 이상 요망 (시계방향＋시계 반대 방향 왕복 3 세트)
※ 아이가 잘 하지 못하거나, 보호자의 도움으로 진행하기 어려울 시에는, 필요시 대체 기구로 진행 될 수 있다.

" 무릎 스트레칭 운동법 "

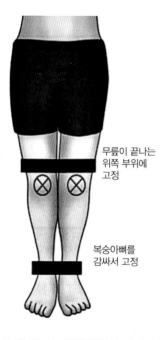

무릎이 끝나는
위쪽 부위에
고정

복숭아뼈를
감싸서 고정

◉ **준비**

베개는 사용하지 않는 상태에서 진행한다.

◉ **실행**

1. 벽에 양발을 모아서 복숭아뼈 부위를 밴드로 감싸서 묶고, 벽면에 발바닥 전체가 닿도록 한다.
2. 무릎 1cm 위쪽 부위를 밴드로 최대한 단단히 묶어주고, 무릎 뒤 오금(주름 있는 곳)이 바닥에 닿도록 하며 무릎은 반드시 쫙 펴준다.
3. 허리가 자연스럽게 S자 형태로 올라오게 되며 인위적으로 허리를 올리지 않도록 한다.
   (허리에 보호자는 손을 넣어 S자를 확인한다)
4. 허브핫팩을 목에 둘러 턱이 내려오지 않게 하고 얼굴이 수평을 유지하도록 한다.
5. 시선이 수직 천장을 보고 머리가 뒤로 젖혀지지 않게 하고 목은 힘을 뺀다.
6. 손은 깍지 껴서 손바닥이 머리를 향하도록 11자 모양으로 나란히 세워준다.
   (이때 좌우 팔은 바르게 대칭이 되게 한다.)
7. 발 중앙선, 무릎 중앙선, 턱이 수직으로 맞는지 바른 자세를 확인한다.

※ 셋팅 후 어린이는 무릎을 쫙 펴 무릎 뒤 오금이 바닥에 닿도록 집중하고, 시선은 수직으로 천장을 본다. 이 두 가지에 집중한다. (보호자는 허리가 올라가는지 확인)

◉ **시행 횟수**

1회 10분, 하루 1~2회 실행한다. 원활한 호흡을 위해 (입으로 숫자를 세면서) 50초 스트레칭 (100까지 숫자 세기) + 10초 이완(10까지 숫자 세기)를 반복하여 10분간 진행한다.

하성 **소아** 운동보감 초등학교 이하 유아용

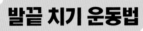

발끝 치기 운동법

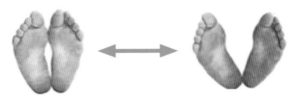

포인트! 발꿈치를 붙여주세요

1. 양측 발목의 복숭아뼈 부분을 밴드로 고정한다.
2. 중심축을 바로 세우기 위해 엉덩이 아래 라인을 벨트를 고정한다.
3. 베개를 사용하지 않는 상태에서 허브핫팩을 둘러준다.
   (척주교정을 위해 침대가 아닌 바닥에서 실행한다. 요가 매트 사용 권장)
4. 아이 무릎 위(직상방)에 보호자의 발을 "V" 또는 "A" 모양으로 올려준다.
5. 아이의 시선은 수직 천장을 보게 하고 발바닥을 바로 세워주는 것에 집중한다.
6. 보호자의 엄지손가락은 아이의 엄지발가락 사이에 끼우고 양 발은 30도 내외의 각도로 (0.5초 속도) 탁탁 소리가 나도록 강도 있게 부딪혀 준다.
   (발은 좌우로만 움직여주고 앞뒤로는 흔들지 않도록 하여 상하 진동 안되게 주의!)
※ 가급적 200~300회까지 연속 동작을 요하며 하루 총 1,000번을 시행한다.(10~15분가량 소요)

8) 소아시력 개선 식이요법

초·중·고교 학생들의 눈 건강이 나빠지는 원인은 여러 가지가 있지만, 우선 컴퓨터 및 휴대폰의 사용량과 학습량 증가를 들 수 있을 것입니다. 또한 식생활의 영향도 커서 가공식품 위주의 식생활, 육류, 카페인의 과다섭취, 수분의 섭취량 부족, 편식, 과식, 잦은 야식, '단짠단짠'한 음식, 기름진 음식, 맵고 자극적인 음식 등은 눈의 혈액순환과 수분 대사를 악화시킵니다.

자연식 위주의 식생활, 과채류와 수분의 충분한 섭취, 5대 영양소가 균형을 이룬 식단, 적당량의 규칙적인 식사는 눈 건강은 물론, 몸의 전반적인 건강을 위한 필수요소입니다. 눈 건강에 도움을 주는 식품은 많습니다. 그 중 특히 추천하는 식품을 동물성과 식물성으로 나눠 세 가지씩 꼽아봅니다. 눈에 좋은 약재를 활용한 한방차는 4장에서 따로 다루겠습니다.

① 동물성 식품

장어진액

고단백 식품인 장어는 체력 증강에 큰 도움을 줍니다. 또한, 비타민A가 풍부합니다. 비타민A는 시력을 개선하고 눈의 피로를 풀어주며, 안구건조증, 백내장, 노안 등 눈 질환을 예방하는 효과가 있습니다. 비타민A는 시력, 특히 야간시력에 관여하는 로돕신 생성에도 관여합니다. 또한, 가성근시와 야맹증을 예방하는 효과도 있습니다. 장어 5kg, 단호박 1통, 대추 1되를 넣고 끓이면 약 60봉의 장어진액을 만들 수 있습니다. 이것을 1일 2봉씩 섭취할 것을 추천합니다.

전복

 "바다의 산삼"이라고 불리는 전복은 고단백, 저지방 식품으로 대표적인 보양식 중 하나입니다. 한의학에서는 '석결명'이라고 하여 전복의 껍질을 예로부터 백내장, 결막염 같은 다양한 눈 질환을 치료하는데 사용해왔습니다. 다량으로 함유된 아미노산은 시신경의 피로를 덜어주어 시력 회복에 효능이 있으며, 타우린은 시력을 개선하는데 효과적입니다. 또한, 전복의 이런 타우린 성분과 아르기닌 성분은 담즙산의 분비를 촉진시켜 간접적으로 간 기능을 향상시키는 역할도 합니다. 풍부한 아르기닌 성분은 소아 성장발달에도 매우 도움이 됩니다. 다양한 비타민 A, B군, 아연, 마그네슘, 칼슘, 철, 인과 같은 무기질이 풍부하여 임산부가 먹을 시 시력이 좋은 아이가 태어날 가능성이 높다고도 알려져 있습니다.

난황(卵黃)

 달걀, 메추리알 등 알의 노른자, 난황(卵黃)에도 비타민A가 풍부합니다. 또한 시세포가 밀집돼있어 '눈 속의 눈'이라 불리는 황반(黃斑)의 구성성분인 루테인(Lutein)과 제아잔틴(Zeazanthin)도 풍부해, 눈 건강에 여러모로 도움을 줍니다.

② 식물성 식품

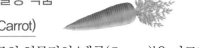

당근(Carrot)

 당근의 영문명인 '캐롯(Carrot)'은 카로틴(Carotene)에서 유래한 것입니다. 카로틴은 비타민A의 전구체인데, 당근은 그 이름처럼 카로틴의 일종인 베타카로틴(β-carotene)이 풍부합니다. 베타카로틴은 체내에서 필요한 만큼 비타민 A로 바뀌고, 나머지는 베타카로틴 상태로 남습니다. 그냥 먹어도 좋지만, 레몬과 함께 즙을 내 매일 1컵씩 마실 것을 추천합니다. 당근 2개와 레몬 1/2를 함께 갈아 즙을 내면 1컵이 나옵니다. 레몬을 섞으면 상큼한 풍미가 더해져 좋고, 레몬에 함유된 구연산이 당근에 함유된 비타민C파괴효소의 작용을 억제해, 비타민C의 흡수를 도와줍니다.

시금치(Spinach)

시금치는 비타민, 철분, 칼슘, 식이섬유 등이 풍부해 성장기 아이들에게 아주 좋은 식품입니다. 특히 비타민A가 풍부하며, 황반(黃斑)의 구성성분인 카로티노이드(Carotenoid)가 함유돼 눈의 젊음과 건강을 지켜줍니다. 시금치는 흔히 무쳐서 반찬으로, 또는 국을 끓여서 먹습니다. 기호에 따라 샌드위치와 샐러드에 넣어 먹어도 좋습니다. 또한, 당근 등 눈에 좋은 다른 과채류와 함께 즙을 내 마시면 더욱 좋습니다.

블루베리(Blueberry)

블루베리는 '눈동자의 과실'이라 불릴 만큼 눈에 좋은 식품입니다. 블루베리의 보랏빛은 안토시아닌이라는 성분으로, 망막에 있는 로돕신의 재생을 돕습니다. 따라서 시력저하를 막고 눈의 피로회복에 도움을 줍니다.

또한 동물의 간, 난황, 치즈, 토마토, 당근, 시금치 등도 눈 건강에 좋은 식품입니다. 이 식품들에는 비타민A가 풍부해 야맹증을 예방하며, 각막에 영양을 전달해 시력향상에 도움을 줍니다. 또한 견과류, 생굴, 우유 등에는 신경계와 시력 쪽에 도움을 주는 비타민B와 B1이 풍부합니다. 그밖에 비타민C가 풍부한 각종 신선한 과채류를 꾸준히 섭취함으로써, 눈에 활력을 주세요.

진료실에서의 소아시력 Q&A

1. 우리 아이의 시력저하는 유전성인가요?

'빛과소리 하성한의원'에서는 시력저하의 원인을 장부의 기능적 불균형, 턱 관절 및 경추의 구조적 요인, 나쁜 생활습관에서 오는 외안근의 긴장 등으로 보고 있습니다. 만일 부모와 자녀의 시력이 모두 낮다면, 눈이 나빠지는 부모의 생활습관을 자녀가 공유함으로써 영향을 받았을 가능성이 큽니다. 유전은 영향은 있지만 주된 원인이 아니라고 봅니다.

2. 이미 나빠진 시력이 좋아질 수도 있나요?

시력이 나빠진 원인을 정확하게 파악할 수만 있다면, 개선할 수도 있습니다. 근시일 경우 나안시력이 0.5 이상 -1 디옵터 이내, 시력저하가 시작된 지 6개월 이내인 경우 시력개선이 빠릅니다. 이미 시력 0.2 이상 -2 디옵터 이내로 진행된 아이들도 집중치료를 하면, 안경이나 렌즈 없이 생활 가능한 0.6~0.8 까지 회복을 기대할 수 있습니다.

3. 시력이 나쁜데, 안경을 착용하지 않아도 될까요?

안경은 유용한 도구지만, 시력의 발달을 저해시키는 측면이 강합니다. 심한 원시나 난시, 고도근시의 경우 일상생활을 위해 시력이 회복될 때까지 안경이 필요합니다. '빛과소리 하성한의원'에서는 시력 0.3 내외의 아이들에게 가급적 안경을 벗고 생활하며, 수업 등 꼭 필요한 경우에만 착용하기를 권합니다. 안경을 장기간 착용하면, 눈은 고착화됩니다. 바른자세를 유지하며 나안으로 보려고 노력할 때 시력을 회복할 가능성이 높아집니다.

4. 안구운동이 시력개선에 도움이 될까요?

안구운동은 눈 주변 근육과 주요 혈자리들을 자극해 혈액순환에 도움을 줍니다. 한방치료의 목적은 눈에 최대한 좋은 환경을 만들어 주는 것입니다. 상하좌우 대각선으로 4개의 직근과 2개의 사근으로 구성된 눈 주변 근육인 외안근과 눈 주변의 혈자리를 자극해주는 안구운동을 꾸준히 하면, 시력개선에 도움이 됩니다.

5. 드림렌즈로 치료가 가능한가요?

취침 시 착용하고 아침에 일어나서 제거하는 드림렌즈는 각막 중앙부를 눌러 각막의 형태를 변화시키고 시력을 일정시간 유지하는 효과가 있습니다. 드림렌즈를 장기적으로 착용하면 근시 진행속도를 늦추는 작용도 합니다. 그러나 눈의 피로를 가중시키고, 관리에 소홀하면 염증을 유발하는 등 부작용도 있습니다. 또한, 치료하는 동안에만 효과가 있고, 치료를 중지하면 원래의 시력으로 돌아가므로 근본적으로 시력을 개선하는 치료는 아닙니다.

6. 드림렌즈를 착용하면서 한방 치료를 함께 받아도 되나요?

외모에 신경을 쓰거나 운동을 좋아하는 아이들이 안경 착용을 싫어하는 마음과 더불어, 시력저하의 속도를 늦추고 싶어하는 어머님들의 마음이 합쳐져 드림렌즈의 착용을 결정하게 됩니다. 이처럼 시력 개선에 대한 기대와 희망으로 드림렌즈 처방을 받은 상태에서 '빛과소리 하성한의원'의 진료실 문을 두드리는 친구들이 많이 늘어나고 있습니다.

　드림렌즈를 착용하는 아이들은, 한의학적 치료가 진행이 됨에 따라 드림렌즈 착용 횟수를 점차 줄여나가게 됩니다. 가령, 처음에는 주 6일 착용으로 0.9~1.0 가량의 시력을 유지하였다고 하면, 점차적으로 주 5일, 4일, 3일 순으로 드림렌즈의 착용 횟수를 줄여나가는 것입니다. 보통 4~6개월 치료 경과 후, 방학 등을 이용하여 최소 1~2주일간 렌즈 착용을 일시 중단 시킨 다음, 나안 시력을 측정하여 시력의 개선을 확인하게 됩니다.

7. 독서량이 많으면 시력이 떨어지나요?

　만일 그렇다면, 모든 학자는 근시일 것입니다. 물론, 독서는 눈의 노동입니다. 작은 글씨를 가까이, 오래 읽는다면 눈에 부담을 주는 것은 사실입니다. 그러나 바른 자세와 적절한 조명을 갖춰 독서를 한다면 눈 건강을 해치지 않을 것입니다. 다음과 같은 독서 방법을 권합니다.

1) 의자에 바른 자세로 앉아, 등을 똑바로 세우고 독서를 합니다. 눕거나 엎드린 채 독서를 하는 것은 금물입니다.

2) 눈과 책 사이 적정거리는 최소 30cm, 최대 60cm 유지합니다. 독서대를 사용해도 좋습니다.

3) 책이든 컴퓨터든 1시간 보면 10분 이상 눈에 휴식을 줍니다.

4) 시력저하가 진행될 경우에는 휴식시간에 멀리 보는 운동, 눈동자를 굴리는 안구운동, 가벼운 눈 마사지를 해줍니다.

5) 실내조명, 특히 공부방의 조명은 너무 밝지도 어둡지도 않게 적절히 조절합니다.

8. 좌우 시력의 차이가 큰데, 괜찮을까요?

좌우 시력의 차이가 큰 경우를 '부동시'라고 합니다. 성장기 이후 생긴 문제라면, 일상생활에 문제가 생길 만큼의 차이라 아니라면 심각한 문제는 아닙니다. 다만, 시력이 완전히 형성되기 전인 만 6세 전에 부동시가 있으면 주의해야 합니다. 시력이 나쁜 쪽 눈의 기능 발달이 지연되기 쉬운데, 그럴 경우 '사시'나 '약시'의 원인이 됩니다. 특히 아이는 적응력이 뛰어나므로 부동시임을 자각하기 어렵습니다. 따라서 보호자가 6개월 간격으로 시력검사를 실시해, 아이의 시력을 관리해야 합니다.

9. TV와 컴퓨터를 금지시키는 게 좋을까요?

TV나 컴퓨터를 보는 자체가 나쁜 것은 아닙니다. 다만, 눈과 TV 화면과의 거리는 3m 이상을 유지해야 합니다. 컴퓨터 등 전자기기를 활용할 때는 화면과 실내의 밝기를 비슷하게 해야 눈에 무리가 가지 않습니다.

컴퓨터를 1시간 보고 나면 눈에 10분 휴식을 취해줍니다. 휴식시간에는 먼 곳을 바라보며 눈의 근육을 풀어주거나. 눈동자를 굴리는 안구운동을 해주면 좋습니다. 취침 시에는 조명을 완벽히 차단해야 합니다. 안구는 무의식적으로 빛을 따라 움직이므로, 빛이 있으면 수면 시 제대로 휴식을 취할 수 없기 때문입니다.

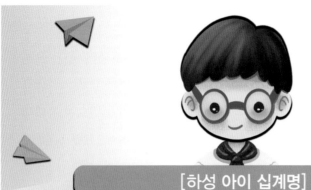

[하성 아이 십계명]

1. 시력검사는 4세 이전, 연 2회 이상
아이가 눈을 찡그리거나 흘겨보거나 TV, 책 등을 지나치게 가까이 본다면 반드시 검사해야 합니다.

2. 안경은 꼭 필요할 때만
수업 등 꼭 필요할 때만 안경이나 렌즈를 착용합니다.

3. 항상 바른 자세를
바른 자세를 생활화하게 하고, 엎드리거나 누워서 책을 읽는 것, 엎드려 자는 것은 금물입니다.

4. 책과의 거리는 30~60cm
독서 시에는 독서대와 등받이 쿠션을 사용하며, 눈과 책의 거리는 50~60cm를 유지합니다. 단, 시력이 0.3 이하일 경우 30cm가 적합합니다.

5. 눈에 휴식과 운동을
컴퓨터나 책을 30분 보면 5분, 1시간 보면 10분 눈을 쉬어줍니다. 휴식시간에는 눈 운동을 하면 좋습니다.

6. 조명은 밝기와 방향 조절
방의 조명은 너무 밝지도 어둡지도 않게, 빛의 방향은 좌측 어깨 뒤에서 내려오게 조절합니다.

7. TV, 컴퓨터, 스마트폰은 적당히
TV시청과 컴퓨터 게임, 스마트폰 사용은 적정시간을 정해서 조절하고, TV화면과의 거리는 2m 이상을 유지합니다.

8. 운동을 꾸준히
발레, 체조 등의 자세교정에 도움이 되는 운동 및 줄넘기 등을 권장합니다. 수영도 좋지만 접영은 주의합니다.

9. 균형 잡힌 식생활
달고 기름지고 자극적인 음식, 인스턴트 식품은 절제하고 비타민이 풍부한 과채류를 충분히 섭취합니다.

10. 마음은 편안하게
지나친 긴장과 분노 등 심적 스트레스는 목과 어깨, 눈 근육을 긴장시켜 시력을 떨어뜨립니다. 마음을 편안하게 해주세요.

근시, 이렇게 고쳤어요!

최대한* 님 (*가명, 초등학교 1학년 남)

"칠판 글씨가 잘 보이니, 집중이 잘 돼요"

① 발병시기 및 내원 사유

대한이는 평소 주의력이 떨어져 벽면 모서리에 부딪혀 넘어지고 다치기 일쑤였고, TV를 너무 가깝게 보는 습관이 있어 종종 주의를 받았다고 합니다. 대한이의 부모님은 대한이가 2009년 3월 초등학교 입학 후 시력검사를 받은 후에야, 아들이 근시임을 알게 됐습니다.

시력은 우측이 0.09, 좌측이 0.1로 내원 3개월 전부터 안경을 착용했다고 합니다. 2개월마다 안과 검진에서 계속 시력이 떨어지는 어린 아들을 보며, 대한이의 부모는 근심이 깊어졌습니다.

② 증상 및 진단

대한이는 가까운 곳의 사물을 볼 때도 미간을 찡그리는 습관이 있었고, 안경을 쓰지 않으면 칠판 글씨가 잘 보이지 않아, 수업 태도도 산만해졌습니다. 간혹 두통과 어지럼증을 호소하기도 했습니다.

③ 치료경과

- 치료 2주차 : 우측 0.3 좌측 0.4로 호전. 안경을 벗고 미간을 찡그리는 습관

도 많이 개선됐다.

- 치료 4주차 : 항상 TV를 볼 때 화면에 붙어서 봤었는데, TV를 소파에서 보기 시작했다.

- 치료 6주차 : 우측 0.7 좌측 0.8로 호전되었고, 안경을 벗고도 차 안에서 창밖 간판의 글씨를 다시 읽을 수 있게 됐다.

- 치료 10주차 : 우측 0.8 좌측 0.9로 호전되었고, 치료 종료 후 3개월마다 검진 예정이다.

- 치료 3개월 뒤 : 우측 0.8 좌측 0.9로 유지중이다.

치료후기

대한이는 이제 안경 없이도 칠판 글씨를 읽을 수 있습니다. 시력이 개선되자, 수업 태도도 개선되고 성적도 향상됐습니다. 대한이의 누나와 동생도 대한이와 함께 시력관리를 하면서 눈이 더 좋아졌다고 합니다.

눈 증상 이외에도, 대한이는 아토피로 오랫동안 고생하고 있었고, 또한 육류 위주의 식습관을 하며 과일, 채소 등의 섭취량이 부족했기에, 치료 시작 전에 식습관 교정도 함께 해주실 것을 요청드렸습니다. 당부한 대로, 대한이는 육류 섭취를 줄이고 채소, 과일, 해조류를 충분히 섭취하는 등 식생활을 개선해주었고, 이후 시력은 물론 몇 년째 고생하던 아토피 증상도 개선됐습니다. 대한이의 어머님께서는 "아이가 전반적으로 건강해졌다. 한방치료는 정말 탁월한 선택이었다"라며 기쁨을 감추지 못했고, 몇 번이고 감사 인사를 해주셨습니다.

김현우* 님 (*가명, 초등학교 5학년 남)

"자세를 고쳤더니, 눈이 좋아졌어요!"

① 발병시기 및 내원 사유

첫 내원 당시 초등학교 5학년생이었던 현우는 6세 무렵부터 왼쪽 눈을 유난히 찡긋거리는 습관이 있었습니다. 시력검사 결과 약시 진단을 받은 현우는 자세에 문제가 있었습니다. 책을 즐겨 읽는 것은 좋은데, 엎드려서 책을 읽는 나쁜 습관이 있었습니다. 따라서 종종 목과 허리가 아프다고 호소했습니다. 현우는 내원 당시 안과에서 '가림치료법'을 받는 중이었습니다. 그리고 6개월 간격으로 안경 도수를 조절하는데, 1년 전부터는 시력이 일정하게 유지되고 있다고 했습니다.

② 증상 및 진단

현우는 야간에 소변을 자주 보며, 낮에도 소변을 자주 보는 편이었습니다. 내원 당시 시력은 좌측 0.2, 우측 0.5 로 약시로 진단됐습니다. 신장 기능이 약했으며, 경추가 일자형 목으로 턱이 앞으로 빠진 것처럼 흉추 부위까지 영향을 주며 구부정한 자세를 보였습니다. 나쁜 자세로 생긴

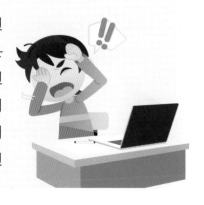

척추의 불균형을 바로잡는 것이 급선무로 보였습니다.

③ **치료경과**

- 치료 2주차 : 약간 떨어진 사물이 전보다 또렷하게 보인다고 한다. 시력은 좌측 0.3, 우측 0.6 으로 미미하지만 긍정적인 변화를 보였다.
- 치료 4주차 : 내원 전에는 안경 없이 칠판 글씨를 읽기 힘들었는데, 큰 글씨는 읽을 수 있게 됐다고 한다. 하지만 작은 글씨는 여전히 읽기 어렵다. 시력은 좌측 0.6, 우측 0.8로 다소 개선됐다.
- 치료 6주차 : 시력은 좌측 0.7, 우측 0.9로 개선됐다. 바른 자세 유지를 위해 교정 의자를 구입했고, 안구 마사지도 꾸준히 하고 있다.

치료후기

책읽기를 좋아하는 현우는 아직도 가끔 엎드려서 책을 읽는다고 합니다. 하지만, 엄마의 한마디 잔소리에 책상 앞 교정의자에 앉아 바른 자세를 유지하려는 노력을 보여 어머니를 미소 짓게 한다고 합니다. 저녁에는 현우와 현우의 어머니가 마주 앉아 서로 눈 마사지를 해주곤 하는데, 그러면서 모자지간의 정도 깊어지고 자연스럽게 대화를 할 수 있어서 좋다고 합니다. 현우의 어머니는 "함께 자세교정을 위한 스트레칭 등의 운동을 해야겠다"라며 감사한 마음을 전했습니다

난시, 이렇게 고쳤어요!

첼시 님 (만 10개월 여)

--▶

"최연소 소아시력 치료 생후 10개월의 첼시"

① **발병시기 및 내원 사유**

   아빠의 품에 안겨서 내원했던 곱슬머리 아기 첼시의 나이는 만 10개월이었습니다. 첼시는 33주 2일(8개월) 만에 태어나서 1개월간 인큐베이터에서 집중 관리를 받았고, 신생아 때부터 근시와 난시 가능성이 있겠다는 얘기를 들었다고 합니다. 소아전문병원 안과에서 평생 안경을 착용해야 하겠다는 설명을 듣고난 뒤, 첼시의 부모님은 걱정을 한아름 안고 본원에 내원하셨습니다.

② **증상 및 진단**

   첼시는 내원 당시 디옵터 검사 결과 양안 CYL이 -3.00/-3.5 이었습니다. 난시와 더불어, 알러지성 결막염이 있어 손으로 눈을 자주 비비는 습관이 있었고, 수시로 인공 눈물 점안액을 사용해야 했습니다.

   ③ **치료경과**
- 치료 6주차 : 눈 비비는 횟수가 줄어들고, 인공눈물 사용횟수 5~6회에서
  2~3회로 줄었다
- 치료 10주차 : 소아전문병원 안과 검진. CYL -3.00/-3.53 에서 CYL

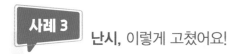

사례 3 **난시,** 이렇게 고쳤어요!

-1.25/-2.00으로 난시 호전되었다.

- 치료 14주차 : 대학병원 안과 검진 결과 CYL -1.00/-1.50 측정. 안경 안
껴도 된다고 설명 들었다.

- 치료 20주차 : 제일병원 안과 검진 결과 CYL -1.00/-1.0 으로 매우 호전
되었다.

치료후기

아빠의 가슴 벨트에 안겨서 왔던 10개월의 곱슬머리 아기 첼시는 물리치
료도 경혈마사지도 아빠 품에 안겨서 한번도 울지 않고 치료를 참 잘 받았습
니다. 아이가 어찌나 치료를 잘 받는지 신기할 정도였습니다. 나이지리아 출
신의 첼시 아빠는 축구의 열성 팬으로, 딸 이름도 가장 좋아하는 잉글랜드
프로 축구 구단의 이름을 따서 첼시라고 지었다고 합니다.

첼시를 축구 선수로 키우고 싶다고 하시면서, 아이를 건강하게 키우겠다
는 첼시 아빠의 열망과 노력으로 첼시의 난시는 CYL -3.00/-3.5에서 CYL
-1.00/-1.00으로 호전되었습니다. 거의 정상에 가깝게 디옵터가 회복된 보기
드문 훌륭한 치료 성공 사례입니다. 이후 첼시는 만 6세가 되어 스마트폰 사용
을 지나치게 많이 한 뒤 시력이 다소 떨어졌고, 0.6/0.7의 시력으로 내원했습
니다. 4개월의 치료와 관리 후 다시 0.9/1.0의 회복을 거뜬하게 이루어 냈습
니다.

사시, 이렇게 고쳤어요!

이승준 님 (*가명, 초등학교 4학년 남)

"사시 치료를 통해 눈빛이 멋진 남학생으로…"

① 발병시기 및 내원 사유

내원 당시 초등학교 4학년이었던 승준이는 어려서부터 꾸준히 안과에 다니며 검진을 받아왔었습니다. 초등학교 입학 전까지는 아무런 문제가 없다가, 초등학교 2학년 무렵, 승준이가 자주 눈을 깜빡이며 TV를 가까이서 보려고 하자 승준이의 부모님은 승준이를 안과에 데려갔고, 시력이 많이 떨어졌으니 안경을 써야겠다는 의사 선생님의 말씀을 들었습니다.

2학년 겨울방학 때부터 안경을 쓰기 시작한 승준이는, 안경을 쓰기 시작하고 얼마 되지 않아 갑자기 사시 증상을 보이기 시작했고, 대학병원 안과에 갔더니 수술로 교정을 하자고 얘기를 듣게 되었습니다. 수술 밖에는 방법이 없다는 얘기에 크게 염려하신 승준이의 부모님은, 아이에게 수술을 시키고 싶지 않은 마음에 신문칼럼을 읽으시고는 본원에 내원하셨습니다.

② 증상 및 진단

승준이는 내원 시 우측 -5.00/좌측 -4.25의 중등근시에 나안시력은 우측 0.06/좌측 0.08, 그리고 교정시력도 우측 0.4/좌측 0.7로 매우 나쁜 시력이었다. 무엇보다 우측 눈은 간헐적 외사시로 피로하거나 멍하니 있을때, 특히 샤워 후에 노곤할 때 외사시 증상이 빈번하게 나타났다.

③ **치료경과**
- 치료 2주차 : 외사시 증상은 큰 변화 없음. 나안시력 0.1/0.1, 교정시력 0.5/0.7로 호전되었다.
- 치료 4주차 : 샤워 후에 빈번히 나타나던 외사시 증상 발현 횟수가 줄었다. 나안시력 0.15/0.2, 교정시력 0.5/0.8로 호전.
- 치료8주차 : 2주간 감기와 장염으로 고생하고 한약복용과 운동법을 진행하지 못하였다. 다시 우측 외사시 증상 매우 심하게 나타났다. 나안시력 0.15/0.2, 교정시력 0.5/0.7로 호전 상태 유지되었다.
- 치료 16주차 : 외사시 증상 상당히 호전. 전보다 훨씬 약하게 나타나고, 횟수도 줄었다. 나안시력 0.15/0.2 교정시력 0.7/0.8
- 치료 20주차 : 우측 외사시 증상 호전되었다. 사시 발현 거의 안함. 나안시력 0.2/0.2 교정시력 0.9/1.0으로 호전되었다.

치료후기

승준이와 같은 소아 사시는 수술 없이 한방 치료만으로도 호전을 기대할 수 있습니다. 때때로 수술 이후에 재발이 되어 다시 사시가 발생한 경우에도 한방 치료를 통해 정상적으로 회복이 된 사례들을 여러 차례 볼 수 있습니다.
승준이의 간헐적 외사시는 눈의 초점을 잡아주는 외안근을 타켓팅하여 치료하였습니다. 시력 개선에 도움이 되는 한약을 복용하며, 골반부터 경추와 턱관절, 접형골에 이르기까지 척추와 두경부 골격 구조의 바른 배열을 유지할 수 있게 교정 치료와 운동 치료에 집중하였고, 이로써 외안근으로 혈액 순환과 영양 공급이 원활하게 될 수 있도록 하였습니다. 승준이는 초등학교 1학년 때 치아 불균형으로 헤드기어를 사용하며 턱 교정을 했던 경험이 있었는데, 본원에서는 헤드 기어 대신 하성 운동교정법을 통해 교정을 했고, 이를 아침 저녁으로 열심히 따라준 승준이가 참 고마웠습니다.

승준이의 노력 덕분에 사시와 교정시력(0.9/1.0)은 기대 이상으로 많이 좋아졌지만, 나안시력은 0.2 정도까지만 회복해서 안경을 벗을 수는 없게 되어 다소 아쉬움이 남습니다. 사시 치료를 통해 눈빛도 아주 멋진 남학생이 된 듯한 승준이에게 고맙다는 인사를 전합니다.

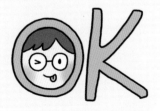

드림렌즈 병용 치료, 이렇게 고쳤어요!

박준영* 님 (*가명, 초등학교 5학년 남)

--→

"드림렌즈 착용 3일로 줄이고 시력도 개선!"

① 발병시기 및 내원 사유

박준영님은 어려서부터 자꾸 눈을 깜빡이는 습관이 있었고, 평소 자주 어지러워했습니다. 그러나 이런 증상이 눈 때문에 발생했을 것이라 생각지 못했던 준영 군의 부모님은, 준영이가 초등학교 고학년이 됐을 무렵, 황반변성이 있었던 아버지를 따라 안과에 갔다가 우연히 준영이의 양쪽 시력 차이가 굉장히 많이 난다는 사실을 알게 되었습니다.

양쪽 눈의 차이가 심하기 때문에 안경을 쓰면 어지럼이 더 심해질 수 있으니 드림렌즈를 착용하자는 안과 의사의 권유에, 드림렌즈를 매일 밤 착용하기 시작했습니다. 코로나 직후 늘어난 온라인 수업과 유튜브 시청 때문에 눈이 더 나빠질까 염려한 준영 군의 부모님은, 시력이 호전될 수 있는 다른 방법은 없을까 고민하던 차에 '빛과소리 하성한의원'을 찾아 내원하셨습니다.

② 증상 및 진단

박준영 군은 우측은 근시, 좌측은 원시와 난시가 있었습니다. 내원 당시의 시력은 우측 0.2, 좌측 0.9로, 양쪽 시력 차이가 굉장히 많이 나기 때문에, 눈이 쉽게 피로해지고 자주 어지러워했습니다.

눈의 불편감 때문에 눈을 자주 깜빡이거나 비비는 습관이 있었고, 특히 코로나 이후 온라인 수업과 유튜브를 많이 시청하게 되어 증상이 더 악화되었습니다.

③ **치료경과**
- 치료 2주차 : 드림렌즈 주 5일 착용. 우측 교정시력이 드림렌즈 착용 후에도 0.5 밖에 나오지 않아, 드림렌즈 주 6일 착용할 것을 권유받았다.
- 치료 4주차 : 드림렌즈 주 6일로 한달 이상 착용하고 우측 교정시력 0.7 나왔다.
- 치료 6주차 : 교정시력 1.0으로 회복되었다.
- 치료 8주차 : 교정시력 1.0~1.2로 꾸준히 상승 유지되었다.
- 치료 12주차 : 교정시력 1.2 유지. 드림렌즈 주 5일 착용으로 전환하였다.
- 치료 16주차 : 교정시력 1.0. 드림렌즈 주 4일 착용으로 전환하였다.
- 치료 20주차 : 교정시력 0.7. 드림렌즈 주 4일 착용 유지되었다.
- 치료 22주차 : 치료와 운동교정법에 집중하여 교정시력 1.2로 다시 회복, 드림렌즈 주 4일 착용 유지되었다.
- 치료 24주차 : 교정시력 1.0. 드림렌즈 주 3일 착용으로 전환하였다.
- 치료 28주차 : 방학 기간이라 1주일간 드림렌즈 빼고 생활한 뒤 시력 측정하였다. 나안시력 0.2에서 0.7로 매우 호전되었다.
- 치료 30주차 : 12일간 렌즈 빼고 생활한 뒤 시력검사, 나안시력 0.6~0.7 유지되었다.
- 치료 34주차 : 교정시력 1.0 유지. 드림렌즈 주 3일 착용하였다.

드림렌즈 병용 치료, 이렇게 고쳤어요!

치료후기

　얼마 전까지도 드림렌즈는 15세이상 자기관리가 가능한 연령에서부터 착용을 권유 받았으나, 최근 들어 만 5세 이후부터도 드림렌즈를 사용하기 시작하는 경우가 많아졌습니다. 본 사례처럼 드림렌즈를 착용하는 아이들에게 한방 치료를 함으로써, 시력을 호전시키고 점차 드림렌즈 착용 횟수를 줄일 수 있도록 치료하고 있습니다.

　준영이의 경우, 준영이의 아버님께서 황반변성으로 인해 고생하고 있어 더더욱 온 가족이 눈 건강에 각별히 신경을 쓰고 있었습니다. 그만큼 준영이의 시력 저하를 막기 위해 모든 치료 방법을 병행하여 받길 원했고, 6개월 가량 침치료와 한방 물리치료, 한약 치료와 운동 교정법을 꾸준히 시행한 결과 드림렌즈 착용 시간을 주 6일에서 점차 줄여서 주 3일만 착용하면서 1.0의 시력을 유지할 수 있게 되었습니다. 또한 방학을 이용하여 그림렌즈를 12일간 착용하지 않고 측정한 나안시력도 0.2에서 0.7까지 호전되어서 꾸준히 관리하여 0.8 이상의 정상시력으로 회복되는 희망을 가지게 되었습니다. 준영이의 아버님께서 눈 건강을 위해 근본적인 원인을 해결하는 한방 치료에 대한 신뢰가 크셨던 덕분에 좋은 결과를 얻을 수 있었습니다.

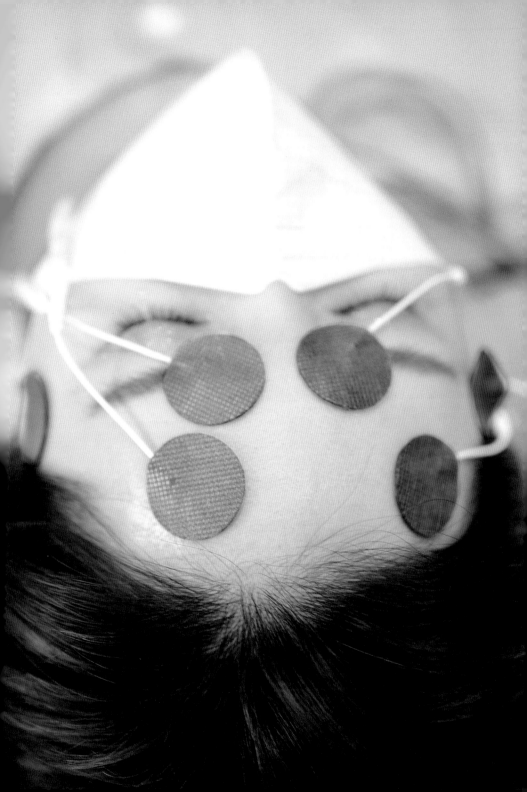

'빛과소리 하성한의원'에서는 전통적인 한의학적 방법과 현대적인 기술을 접목시켜 눈을 진찰하고 있습니다. 문진(問診), 맥진(脈診) 등 한의학적 진찰법에 홍채검사 등 최신기술을 활용한 진찰법을 함께 활용하는 것입니다. 그렇게 눈 질환을 야기한 원인을 밝혀낸 다음, 그 원인을 근본적으로 제거하는 치료를 실시합니다. 장부와 경락의 조화를 되찾게 함으로써, 수술 없이도 눈 상태를 호전시키는 것입니다.

'빛과소리 하성한의원'의 치료법은 크게 네 가지로 나눕니다. 허증과 실증을 다스리는 한약요법, 한약과 침법을 결합한 약침요법, 잘못된 자세를 바로잡는 교정요법, 기기와 운동을 활용한 물리치료법이 그것입니다.

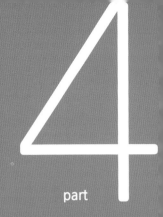

part 4

'빛과소리 하성한의원'의
구체적인 치료법

한약요법

약침요법

교정요법

물리치료법

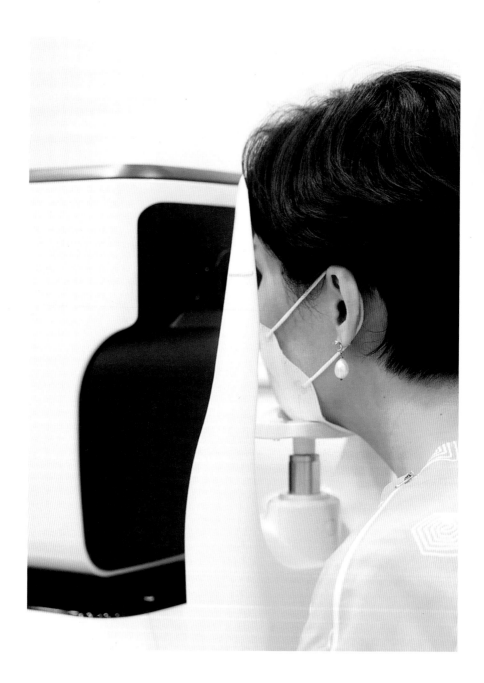

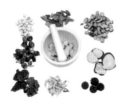

한약요법

허(虛)와 실(實)을 다스리다

한약요법은 크게 허증(虛證)과 실증(實證)을 다스리는 데 중점을 둡니다. '빛과소리 하성한의원'에서는 여러 해에 걸쳐 연구한 끝에 나온 처방을 체질과 병증에 맞춰 내립니다. 우선 환자 개개인의 체질을 분석해 사상체질(四象體質), 즉 소양인, 소음인, 태양인, 태음인으로 나눕니다. 이를 바탕으로, 병증에 맞춰 약을 처방합니다.

한의학적 치료 원리

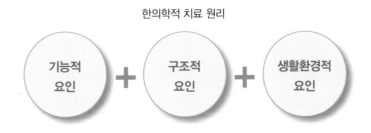

한의학적 치료 원리

▶ 기능적 요인

신 기능의 저하와 간기능의 항진 등과 같이 각 개인의 장부기능의 불균형에서 눈 쪽으로 영양공급과 신진대사에 영향을 미친다는 한의학적 기본 관점입니다.

허증 : 신음허증(腎陰虛證)_신정부족, 영양공급, 불충분

　　　기혈허증(氣血虛證)_기혈부족, 기혈순환장애

　　　비위허약(肥胃虛弱)_소화기능의 저하로 정혈의 영양소가 눈으로 잘 공급

　　　　　　되지 않음

실증 : 간화(肝火)_과다한 스트레스와 분노

　　　담화(痰火)_기름진 음식, 맵고 자극적인 음식의 과다 섭취

　　　간기울결(肝氣鬱結)_생각이나 슬픔이 과하면 간기가 울결해 눈에 열이 남

습성황반변성에서 신생혈관 생성으로 인해 부종과 출혈이 있을 경우, 녹내장의 고안압 증상에서 방수가 생성되고 배출되는 과정에 문제가 생겼을 경우

〈1단계〉 : 이수통기

체내의 수분을 조절해 기를 소통시키는 방법입니다. 이 방법은 습성 황반변성에서 신생혈관이 생성돼 부종과 출혈이 일어날 때, 녹내장에서 안압 상승으로 방수의 생성 및 배출 과정에서 문제가 생길 때 사용합니다. 눈에 정체된 담음(痰飮, 체액의 비정상적 순환으로 쌓인 노폐물)을 제거함으로써, 눈이 제 기능을 수행할 수 있게 돕습니다.

하성 이수방	오령산(저령, 백출, 적복령, 택사, 육계) + 백복령
	충위자
	차전자

건성황반변성 그리고 녹내장을 비롯한 비문증, 망막박리, 망막색소변성증 등의 안질환에서 혈압, 당뇨, 콜레스테롤, 지방간 등의 대사성 질환이 있어 청혈 해독으로 혈액을 맑게하고 간기능을 개선시켜야 할 때

〈2단계〉: 청혈해독

열을 내려주고 체내의 독소를 배출시켜, 혈액을 맑게 하고 혈액순환을 개선하는 방법입니다. 이 방법은 건성 황반변성 및 녹내장을 비롯한 비문증, 망막박리, 망막색소변성증 등의 안질환에 사용합니다. 혈압, 당뇨, 콜레스테롤, 지방간 등 대사성 질환이나 간기능에 문제가 생기면, 눈의 기혈 흐름이 나빠져 혈관에 노폐물이 쌓이고 각종 염증이 유발됩니다. 이때 청혈해독법으로 간에 생긴 열을 내리고, 혈관에 쌓은 노폐물 등 체내 독소를 배출시켜 혈액순환을 개선합니다.

하성 청명탕	항산화 작용이 강한 약재인 해죽순과 감국, 천마, 송엽 등을 중심으로 한 처방입니다. 은행잎에서 추출한 말초혈관개선제 '기넥신' 등을 병행 복용합니다.

건성황반변성, 녹내장, 망막색소변성, 망막열공 및 박리 등 안질환에서 망막과 시신경을 보호하고 활성화시키려 할 때

〈3단계〉: 보간신음

간과 신의 진액을 보충하는 방법입니다. 이 방법은 건성 황반변성, 녹내장, 망막색소변성, 망막열공 및 박리 등 안질환에서 망막과 시신경을 보호하고 활성화시키려 할 때 사용합니다. 한의학에서 눈은 간, 신과 연관이 깊습니다. 따라서 간과 신을 보함으로써 신경을 재생하고 혈액을 통한 영양공급을 촉진해 망막의 시세포와 시신경의 회복을 돕습니다.

하성 시력방	구판, 숙지황, 천문동, 구기자, 천궁, 석창포, 용안육, 여정실, 산수유, 지각, 창출, 진피, 후박, 목향, 감초, 야관문, 결명자 등으로 구성되며 오메가3 등의 혈액순환제를 병행 복용합니다.

눈에 좋은 약용차

구기자(枸杞子)차

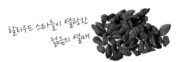
할리우드 스타들이 열광한 젊음의 열매

영어권에서 '고지베리(Goji berry)'라 불리며 세계적인 건강식품이 된 구기자는, 보신익정(補腎益精, 신(腎)을 보하고 정(精)을 더한다)과 양간명목(養肝明目, 간(肝)을 맑게 해 눈을 밝게 한다)의 효능이 있습니다. 신장의 기능을 높이니 생식기능과 배설기능이 좋아집니다. 또한 피로회복과 자양강장을 돕고, 신경쇠약을 다스립니다. 노안과 노인성 백내장을 예방하는 효과도 있습니다.

젊음과 눈 건강을 지켜주는 구기자로 차를 만들어볼까요? 알이 굵은 구기자를 골라 물에 씻어 말립니다(말린 구기자를 구입하셔도 좋습니다). 끓는 물에 구기자를 넣고 불을 줄여, 중간 불에서 감초를 보태 약 40분 달입니다.

복분자(覆盆子)차

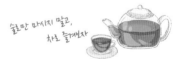
술만 마시지 말고, 차로 즐겨보자

많은 분들에게, 복분자는 차보다 술로 더 친숙할 것입니다. 또한 정력제처럼 인식되곤 합니다. 실제로 복분자의 효능은 정력, 생식기능과 무관하지 않습니다. 복분자는 보익간신(補益肝腎), 간(肝)과 신(腎)을 보강하는 효능과 고정축뇨(固精縮尿), 기(氣)가 새지 않도록 하고 소변을 다스려 빈뇨증과 야뇨증을 치료하는 효능이 있습니다. 따라서 소변빈삭(小便頻數, 과민성방광), 발기가 잘 되지 않는 양위(陽痿), 성선(性腺, 생식선)이 쇠약해 생긴 불임증 치료에 도움을 줍니다. 또한 눈의 충혈과 백내장을 억제하며, 눈을 밝게 해줍니다. 정력과 눈 건강을 지켜주는 복분자로 차를 만들어볼까요? 복분자 30g에 물 1리터를 넣고 약 30분 끓인 후 건더기를 걸러냅니다. 우러나온 찻물만 따라내면, 붉은 빛깔과 새콤한 향이 매력적인 복분자차를 즐길 수 있습니다.

감국(甘菊)차

맑고 수수한 모습이 매력적인 가을꽃 국화는, 그 아름다움을 즐기기 위한 관상용과 약재로 활용하는 약용으로 나눕니다. 약용 국화는 크기가 작아 동전만 하고, 맛이 달아 '감국(甘菊)'이라 합니다.

감국은 두통과 어지럼증을 가라앉힙니다. 국내 최초의 소아과전문 의서 〈급유방(及幼方)〉에는 '열(熱)과 풍(風)을 없앤다. 머리가 어지럽거나 눈이 충혈된 것을 치료한다'라고 감국의 효능이 기록돼있습니다. 〈동의보감〉에는 감국에 대해 '풍으로 어지럽고 머리가 아픈 데 주로 쓴다'라고 나옵니다. 감국이 치료한다는 어지럼증은 말초성으로, 귀의 평형감각이나 눈의 이상에서 발생하는 어지럼증을 말합니다. 따라서 감국이 두통, 어지럼증을 치료하는 효과는 안구 증상 개선과도 관련이 있다고 볼 수 있습니다.

감국에는 시력개선에 좋은 비타민A가 풍부합니다. 또한 비타민C와 각종 미네랄이 풍부해 피로, 특히 눈의 피로를 덜어줍니다. 의서 〈단곡경험방(丹谷經驗方)〉은 '예막(瞖膜, 막이 눈자위를 가리는 눈병의 일종)을 없애고 눈을 밝게 하며, 눈의 혈액을 공급하고 내장(內障, 백내장이나 녹내장)을 다스리며 바람을 맞으면 나오는 눈물을 멎게 한다'라고 감국이 눈 건강에 미치는 효능을 자세히 기록하고 있습니다. 또한 〈본초강목〉에는 '베개를 만들어 쓰면 눈이 밝아진다'라고 언급하고 있습니다.

여러모로 눈에 좋은 감국차는 티백 제품도 많지만, 꽃잎을 볼 수 있는 제품을 추천합니다. 말린 감국 3~4송이를 찻잔에 담고, 끓인 물을 부어 우려냅니다. 약 1분 후 눈으로 보기에도 좋고, 눈 건강에도 좋은 감국차를 즐길 수 있습니다.

눈을 밝게 하는 열매로 만든 '눈밝이차'

결명자(決明子)차

그 이름부터 '눈을 밝게 하는 열매(決明子)'인 결명자는, 우리에게 차로 친숙한 약재입니다. 차(茶)용 결명자는 오래 전부터 널리 시판되고 활용돼 왔습니다. 결명자에는 시력개선에 좋은 비타민A의 전구체, 베타카로틴(β-carotene)이 풍부합니다. 〈동의보감〉에는 '청맹(靑盲, 실명)을 치료한다', '작목(雀目, 야맹증)을 치료한다', '베개를 만들어 베면 두풍(頭風)을 치료하고 눈을 밝게 한다' 등 눈에 미치는 결명자의 효능에 대해 기록돼 있습니다.

결명자는 간을 맑게 함으로써 눈을 밝게 하는 청간명목(淸肝明目), 풍열을 제거하는 거풍열(祛風熱)의 효능이 있습니다. 〈동의보감〉에는 '간병(肝病)이 있는 사람의 열을 없애고 간기(肝氣)를 도우며, 간의 독열(毒熱)을 치료한다'라고 간 건강에 대한 결명자의 효능이 언급돼 있습니다. 눈과 가장 밀접한 장기가 간인 만큼, 간 건강에 좋다는 것은 결국 눈 건강에도 좋다는 것이라고 하겠습니다. 결명자차를 끓일 때 주의할 점은, 결명자를 너무 많이 넣거나 너무 오래 끓이면 쓴맛이 강해질 수 있다는 것입니다. 결명자의 양은 물 1리터당 10~15g가 적당하고, 물이 끓은 후 약불에서 20~30분 끓이면 적당합니다.

결명자차는 물에 희석하면 맛이 연하고 구수해져, 물처럼 마셔도 좋습니다. 또한 밥을 짓거나 국을 끓일 때 등 폭넓게 활용이 가능합니다.

▶구조적 요인

바른 턱관절의 위치에서 아래 턱이 후방 또는 우측으로 경미하게 이동돼도 신경과 혈관기능에 이상을 초래하고 있고 이는 시신경과 밀접한 관련이 있습니다. 하악골의 후방이동과 함께 경추의 일자목과 관련된 경추 C1 C2의 부정형 상태는 경동맥에서 안구동맥으로의 혈액순환 장애를 야기하고 눈 주위의 중요한 혈자리 사백혈, 태양혈, 양백혈, 찬죽혈, 정명혈 등의 순환장애를 야기합니다. 특히 경추 C1 C2 주위의 흉쇄유돌근을 비롯한 목 근육들과 함께 후두부에 위치한 각종 후두근들의 근육의 긴장 상태는 눈 주위 근육과 눈 주위 중요한 혈자리들의 기혈 순환상태에 직접적인 영향을 미치게 됩니다.

▶생활환경적 요인

과도한 긴장 등 정신적 스트레스, 과중업무 등 육체적 과로, 잘못된 자세 및 운동습관 등으로 인한 물리적인 자극 등도 눈 건강을 해칩니다. 흉쇄유돌근을 비롯한 경추 상단 부위 근육이 긴장하고 경직되면, 혈류장애가 일어나 안구 내의 신진대사를 저해하기 때문입니다.

그러므로 각 개인의 정신적 스트레스, 업무환경, 자세, 운동 등을 꾸준히 점검 및 개선해야 합니다. 녹내장, 황반변성, 망막질환 등 각종 난치성 눈 질환의 증상을 개선하고, 재발을 막기 위함입니다.

'빛과소리 하성한의원'
3UP 동시적 통합치료

기능

한의학에서 질환, 진행정도, 환자의
체질 등에 따라 한약, 침치료 등을
시행해 간양, 간음을 보충해주거나
간열을 빼줍니다.

건강한 신체

구조

혈액순환장애를 유발하는
구조적인 원인을 찾아내고,
원활하지 못한 혈액순환을
촉진시켜 기능을 회복시킵니다.

환경

환자 개인의 생활적인 요인을
상세히 점검하고 수정해 증상
개선과 재발 방지에
도움을 줍니다.

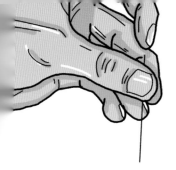

약침요법

한약과 침법을 결합하다

1) 약침요법이란?

약침요법은 한약을 달인 추출액을 고도로 정제해, 침을 넣을 혈자리에 침 대신 약침액을 주사하는 치료요법입니다. 한약의 강점과 침법의 장점을 결합해 치료효과를 극대화한 방법이라 하겠습니다.

약침요법의 특징은, 경혈의 자극수단으로 한약을 사용한다는 점입니다. 약침액은 본초학적인 전래의 추출법을 활용합니다. 전(煎), 고(膏), 주(酒), 노(露), 정(酊) 등의 추출법을 복합적으로 활용함으로써 그 약효를 유지합니다. 이런 약침액을 주사해 경혈을 자극하면, 약물치료의 강점과 침구치료의 장점이 합쳐지는 효과를 냅니다. 따라서, 약침요법은 질환에 따라 기존 치료법의 몇 배에 이르는 탁월한 효능을 발휘하기도 합니다.

2) 약침요법에는 어떤 약재를 쓸까?

약침치료는 침구치료와 약물치료가 가능한 경우라면 대부분 사용할 수 있습니다. 일반적으로 사용하는 한약재는 다음과 같습니다.

단일약재

말 그대로 단 한 가지 원료의 약재를 말합니다. 사향, 웅담, 우황, 녹용, 자하거(태반), 봉독(꿀벌의 독), 인삼, 홍화씨, 호두 등이 있습니다.

복합약재

단일 약재를 2~3가지 혼합해 사용하는 것입니다. 일례로 사향+우황+웅담, 사향+우황 등과 처방 약재를 달여서 추출되는 한약 증류액을 사용하며, 황련 해독탕 약침액, 독활기생탕 약침액, 육미지황탕 약침액 등이 해당됩니다.

3) 약침에는 어떤 것들이 있을까?

약침에는 여러 가지가 있지만, 주로 사용하는 것으로는 다음의 5가지가 있습니다. 그밖에 체질 약침, 자하거(태반)를 정제해 유효 경혈에 투여하는 자하거 약침 등도 있습니다.

증류(蒸溜) 약침

증류는 액체를 끓여서 수증기를 채취한 다음, 그 수증기를 다시 액체로 만드는 것을 뜻합니다. 따라서 증류 약침은 한약재를 끓여 수증기를 채취한 후, 그 수증기로 만든 주사액을 유효 경혈에 투입하는 방식입니다. 증류의 이점은, 불순물을 제거해 그 물질의 순수한 성분만을 얻을 수 있다는 것입니다. 이런 증류의 이점을 활용해, 불순물이 제거된 한약의 순수한 성분만을 투여하는 방법입니다.

봉(蜂) 약침

봉 약침은 꿀벌의 독낭에서 채취한 독, 봉독(蜂毒)을 정제 및 가공해 유효 경혈에 투여하는 것입니다. 봉독치료는 아주 오랜 역사를 가지고 있습니다. 서양의학의 아버지, 히포크라테스는 봉독을 '신비한 약'이라고 칭했으며, 메소포타미아 지역에서는 기원전 3000년 무렵부터, 중국에서는 기원전 2500

년 무렵부터 질병 치료에 봉독을 이용했다는 문헌기록이 남아 있습니다.

경락(經絡) 약침

경락 약침은 신체부위에서 질병에 반응하는 경결(硬結)점을 정확히 찾아낸 다음, 그 경결점을 자극하는 동시에 한약성분을 주입하는 것입니다.

팔강(八鋼) 약침

팔강은 한의학에서 병증을 분석 및 진단하는 데 기본이 되는 여덟 가지 틀을 말합니다. 음양(陰陽), 허실(虛實), 표리(表裏), 한열(寒熱)이 그것이며 이를 기준으로 병증을 분석 및 진단하는 한의학적 방법을 '팔강변증'이라고 합니다. 이 팔강변증에 따라 병을 진단한 후, 그에 적합한 한약을 유효한 경혈 자리에 투여하는 것을 팔강 약침이라 합니다.

특허 받은 HS시력개선 약침액

HS시력개선 약침액은 산수유, 여정실, 석창포 용안육의 기본 구성물 외에 구판을 첨가해 총 9가지 한약재를 추출한 혼합약물입니다. 구판을 1시간 동안 180~250℃에서 순차적으로 온도를 높여 볶은 후, 식초에 약 2시간 정도 담가 적십니다. 그리고 세척한 구판을 48시간 증숙해 구판 농축액을 습득한 약침추출액입니다. 눈에 좋은 약재들이 소화과정에서 부작용이 일어날 수 있으므로, 복용하는 대신 약침으로 효능을 얻는 방법입니다. 약침액이 시력개선에 효과적인 경혈을 자극하며 효능을 발휘합니다. 장기간 여러 임상과정을 거쳐 이뤄낸. 특허 받은 빛과소리 하성만의 특별한 약침액입니다.

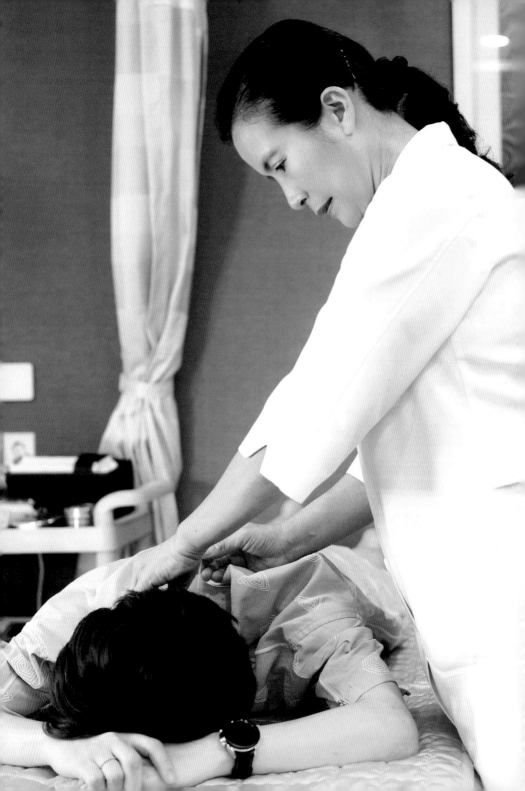

교정요법

자세를 바로잡아 병을 잡는다

건강을 위한 식생활 개선과 규칙적인 운동의 필요성은 대다수의 사람들이 인지하고 있을 것입니다. 그러나, 바른 자세의 중요성은 인지하지 못하는 경우가 많습니다. 나쁜 자세는 몸에 전반적으로 나쁜 영향을 미치며, 눈 질환을 비롯한 각종 질병을 유발합니다. 현대인들은 나쁜 자세, 운동부족, 스트레스로 인해 척추질환을 비롯한 근골격계 질환에 시달리고 있습니다. 또한 컴퓨터 사용의 꾸준한 증가로, 책상 앞에 앉아있는 시간이 계속 길어지고 있습니다. 그런 만큼, 나쁜 자세에 대한 경각심과 바른 자세에 대한 관심과 실천이 절실한 시점입니다. 교정 요법은 나쁜(잘못된) 자세를 바로 잡아줌으로써, 눈을 비롯한 몸 곳곳의 질환을 치료하는 데 중점을 둡니다.

1) 나쁜 자세, 건강과 생명을 위협한다

잘못된 자세가 치명적인 이유는, 우선 척추에 부담을 주기 때문입니다. 뇌에서부터 꼬리뼈까지 뻗어있는 척추는 우리 몸의 중심축입니다. 따라서 척추에 문제가 생기면, 척추만의 문제로 끝나지 않습니다. 척추측만증이나 척추후만증, 추간판(디스크) 탈출증 등 척추질환이 생김은 물론, 척추들과 인접한 기관들에도 나쁜 영향을 미칩니다.

가령 척추 중에서 흉추(가슴등뼈)는 심장, 폐, 위, 기관지 등과 밀접해 있습니다. 그래서 흉추에 이상이 생기면 기능성 심장장애와 천식, 속쓰림 등이 유

바른 자세란? 바로 이런 것!

건강과 아름다움은 바른 자세에서 시작됩니다

의자에 앉을 때

의자 등받이에 약 100~130도가 되게끔 등을 기대고, 엉덩이를 의자에 밀착시키고 발은 땅에 닿아야 하며, 발이 땅에 닿지 않으면 받침대를 놓고, 발을 받침대에 올려놓습니다.

책상을 이용할 때

컴퓨터 모니터를 바라볼 때, 상체를 곧게 세워도 잘 보이는 각도에 놓습니다. 등은 의자 등받이에 밀착시켜야 합니다. 등이 의자 등받이와 떨어져 있으면, 척추를 긴장시켜 척추에 나쁜 영향을 미칩니다.

서 있을 때

어깨를 펴고 머리는 똑바로 듭니다. 턱을 약간 가슴 쪽으로 당기고 아랫배에는 살짝 힘을 줍니다. 배는 집어넣고 엉덩이는 올리는 기분으로 섭니다. 이것이 보기에도 아름답고, 체형을 아름답게 만들어주며, 척추에 부담을 주지 않는 바른 자세입니다.

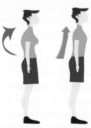

걸을 때

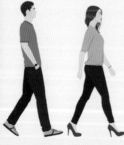

귓불을 어깨와 수직으로 하고, 어깨의 힘을 빼고, 허리는 곧게 펴고 아랫배에 살짝 힘을 줘 배를 집어넣습니다. 그 상태에서 전방 10~15m를 바라보며 팔꿈치를 살짝 구부린 채 자연스럽게 흔들며 일자로 걷습니다. 보폭은 본인의 키에서 110cm를 뺀 정도, 예를 들어 키가 160cm라면 50cm 정도가 적당합니다.

발될 수 있습니다. 또한 복부 및 생식기 인근의 요추(허리뼈)에 문제가 생기면 요통, 소화불량, 생리불순, 전립선 질환 등이 야기될 수 있습니다.

척추 중 맨 위에 있는 경추(목뼈)는 두면부 및 뇌, 어깨 및 팔과 가깝습니다. 이런 경추에 문제가 생기면 어떻게 될까요? 두면부에 있는 눈, 코, 입, 귀 등에 질환이 발생하며 두통, 현기증, 고혈압, 어깨 및 팔의 통증 등이 유발될 수 있습니다. 게다가 경추는 뇌와 맞닿아 있습니다. 따라서 경추에 이상이 생길 경우, 뇌에서 뻗어 내려온 척수(신경다발)을 압박해 전신마비를 일으킬 수도 있습니다. 그보다 중요한 사실이 있습니다. 총 7개의 경추 중 제1경추와 제2경추는 뇌간의 끝을 감싸고 있다는 점입니다.

뇌간은 뇌와 척수를 연결하는 부분이며 뇌에서도 우리 몸의 생명활동을 직접적으로 주관하는(중뇌, 간뇌, 연수, 뇌교에 해당) 부위입니다. 즉, 제1경추와 제2경추에 이상이 생긴다면, 뇌간을 심하게 압박해 생명을 위협할 수 있다는 것입니다.

인간에게 척추란 어떤 존재인가?

많은 동물들 중에서, 인간은 드물게 직립보행을 합니다. 따라서 인간의 척추는 늘 강한 하중을 견뎌야 하는 운명을 지녔습니다. 척추가 S자 곡선을 그리고 있는 것은 이런 점 때문입니다. 척추가 일자 형태라면 모든 압력이 직접 가해지지만, S자로 휘어져 있으니 압력이 골고루 분산되기 때문입니다.

척추 사이사이에는 있는 추간판(디스크)은 척추로 가해지는 압력을 흡수하고, 관절은 유연하게 움직일 수 있도록 합니다. 이 모든 것은 자연의 지혜로운 섭리입니다. 그런데, 이 자연의 지혜로운 섭리는 나쁜 자세로 인해 무너지고 맙니다. 나쁜 자세가 S자 곡선을 변형시켜, 중력의 분산을 막기 때문입니다.

중력이 고루 분산되지 않으면 어떻게 될까요? 척추에 있는 조직은 부담을 느껴 망가집니다. 디스크와 관절은 모양이 일그러지거나 원래의 자리에서 돌출해버립니다. 이렇게 생기는 대표적인 질환이 흔히 '디스크'라고 부르는 '추간판 탈출증'입니다.

나쁜 자세의 폐해는 여기서 그치지 않습니다. 척추에 있는 근육과 인대에도 무리를 줌으로써 척추의 질서정연한 배열을 흐트립니다. 척추는 근육과 인대들이 균형을 이루며 잡아당기고 있기 때문에, 제 모습을 유지하며 서 있을 수 있는 것입니다. 또한 나쁜 자세가 지속되면, 어느 한쪽의 근육과 인대만 팽팽해집니다. 그러면 그 팽팽해진 근육과 인대에 염증이 발생합니다. 척추를 붙들어 맨 끈이 약해진 것이지요. 그렇게 되면 S자 질서도 흐트러지고, 각종 척추질환이 발생합니다. 이 피해는 눈과 귀 등 척추와 연결된 다른 기관들에도 이어집니다.

2) 경추 장애와 거북목 증후군

경추(목뼈)는 혈관이 우리의 안면과 뇌로 들어가는 통로입니다. 따라서 목에 자리잡은 근육이 경직된 상태라면, 눈과 뇌 등으로 들어가는 혈액의 흐름이 원활할 수 없습니다. 혈액은 산소와 영양분을 공급해주는데, 눈과 뇌에 혈액이 제대로 공급되지 못하면 어떻게 될까요? 눈과 뇌에 산소와 영양분이 부족해져, 허약해질 수밖에 없습니다. 이런 경우, 특히 망막관련 질환이 쉽게 발생합니다.

전반적으로 S자 곡선을 그리는 척추가 맨 위에 있는 경추로 오면, 경추가 C자 곡선을 그립니다. 경추의 C자 곡선은 고개를 뒤로 젖혔을 때 잘 나타납니다. 그런데, 장시간 컴퓨터 앞에 앉아 작업을 하거나, 휴대폰 사용을 과도하게하면 고개는 자연스럽게 앞으로 숙여집니다. 그러면 C자 곡선을 그려야 하는 경추가 점점 일자 형태가 되고, 심할 경우 경추곡선이 아예 사라지고 턱이 목에 닿을 듯한 모습으로 변형되기도 합니다. 이 일자목이 방치되면, 목이 머리의 무게를 견디지 못하고 점점 앞으로 구부러집니다. 결국 그 유명한 거북목 증후군까지 나타나는 것입니다.

머리가 앞으로 나오면, 경추의 근육은 긴장해 팽팽해집니다. 이렇게 근육이 긴장한 다음에는 반드시 이완을 시켜줘야 하는데, 컴퓨터 작업이 길어질수록 경직된 상태가 길어집니다. 이렇게 거북목 증후군이 발생하면, 목의 통증과 피로가 유발되며 경추와 연결된 어깨의 통증까지 야기합니다. 나아가, 눈으로 가는 혈액순환을 방해해 다양한 눈 질환을 유발하거나 심화시키는 것입니다.

경추의 이상은 종종 경추 밑에 자리잡은 흉추와 요추, 골반의 문제에서 야기됩니다. 즉, 나쁜(잘못된) 자세로 인해 흉추와 요추, 골반 부분에 측만증이나 전후만 감소 등의 증상이 일어나면, 그 영향으로 경추까지 비틀리는 것입니다. 따라서 이 부분의 문제를 함께 해소해주면, 경추 상태가 호전돼 결과적으로 눈 질환도 자연스럽게 호전되는 경우가 많습니다. '빛과소리 하성한의원'에서 눈 질환 치료 시, 척추 교정을 병행하는 이유가 이것입니다.

3) 턱관절 불균형과 만성 눈 질환

턱관절은 12개의 뇌신경 중 9개가 그 주변을 지나가는 신경밀집지역입니다. 따라서, 턱관절에 장애가 생기거나 관절균형이 조금만 틀어져도 턱관절에서 끝나지 않고 몸 전체에 나쁜 영향을 미칩니다. 턱관절 장애가 생기면? 우선 턱관절에서 '딱', '두둑' 하는 소리와 함께 턱이 뻐근해집니다. 그때부터 입을 벌리거나 턱관절을 좌우로 움직일 때마다 통증이 엄습해옵니다.

그 다음에는 보통 귀 주변에 문제가 생깁니다. 귀지가 늘고, 귓속이 가렵고 중이염이나 이명과 난청증상도 생기기 쉽습니다. 이비인후과에 가면 귀에는 문제가 없으니 '정상'이라고 합니다. 맞는 말일까요? 앞말은 맞고, 뒷말은 틀렸습니다. 문제가 귀에서 시작된 것은 아니지만, '정상'인 상태는 아닙니다. 턱관절 장애나 불균형으로 인해 턱관절을 지나가는 청각신경이 자극을 받아 문제가 생겼기 때문입니다.

'빛과소리 하성한의원'에서 수많은 이명과 난청 환자를 치료할 때, 턱관절 교정을 병행하는 이유가 여기에 있습니다. 다음으로 통증이 확산되는 곳은 목과 어깨 부위입니다. 뒷목이 뻣뻣하고 어깨가 결리며, 목과 어깨 부위에서 만성적인 통증이 느껴집니다. 턱관절 장애나 불균형은 코도 지나치지 않습니다. 턱관절을 통과하는 뇌신경에는 후각신경도 포함돼 있기 때문입니다. 가래 같은 끈끈한 점액이 코에서 입으로 넘어가는 증상 및 만성 비염과 축농증의 유발에 영향을 줄 수 있습니다.

또한, 어지럼증과 두통 및 편두통, 눈주위의 통증에 시달릴 수 있습니다. 그 밖에 소화불량, 만성변비, 생리불순과 생리통, 만성 피로와 불면증, 수족냉증도 일어날 수 있습니다. 자세가 나쁘면 몸상태가 나빠지고, 나빠진 몸상태는 나쁜 자세를 부르는 악순환이 계속됩니다. 척추질서도 무너지면서 척추측만증, 후만증, 전만증 등 각종 척추질환 및 골반변형이 일어납니다.

그렇다면, 눈은 어떻게 될까요?

턱관절에는 시신경도 지나갑니다. 눈에 영향을 미치지 않을 수 없는 것이지요. 눈이 충혈되고 뻑뻑해지면서 안구가 튀어나오는 듯한 느낌이 듭니다. 밝은 빛이 부담스럽게 눈이 종종 떨리며 초점이 맞지 않는 증상 등이 모두 턱관절 장애나 불균형으로 인해 눈에 일어나는 대표적인 증상들입니다.

안구의 움직임을 담당하는 6개의 '동안(動眼)근육'은 제3뇌신경, 제4뇌신경 그리고 제6뇌신경의 지배를 받습니다. 이 3쌍의 신경은 측두골을 통과하는데, 턱관절 불균형은 측두골을 뒤틀리게 해, 측두골을 통과하는 뇌신경들을 자극합니다. 만일 그 중 동안근육과 관련된 3쌍의 신경이 있다면, 동안근육에 비정상적인 경련이 일어나고, 안구후부위에 기능이상과 통증이 일어납니다.

원래 눈에 문제가 있다면, 턱관절 불균형으로 인한 악영향은 더욱 심각해집니다. 가령 노화로 녹내장이 발생한 상태에서 턱관절 불균형까지 심해졌다면, 녹내장이 보다 더 신속히 진행되어, 실명의 위기를 앞당깁니다. 노화로 황반변성이 발생한 경우에도 안구동맥으로의 혈류 흐름을 약화시켜 습성 황반변성으로 전환돼 실명위기를 초래할 수 있습니다. 턱관절 불균형은 망막박리 수술 이후에도 여러 번 눈 질환이 재발하는 원인 중 하나가 이것입니다.

'빛과소리 하성한의원'에서 눈 질환을 치료할 때, 경추와 함께 턱관절 교정 치료를 병행하는 이유가 여기에 있습니다.

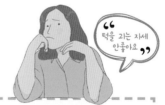

턱관절 불균형의 원인

1. 틀어진 경추
2. 장기간 한쪽 치아만 쓰거나, 딱딱한 음식을 즐기는 습관
3. 턱관절에 가해진 외부충격: 교통사고, 타박상 등
4. 나쁜 자세: 거북목 자세, 턱을 괴는 자세, 수면 시 엎드린 자세
5. 부정교합
6. 이를 가는 습관

물리치료법

기기와 마사지, 운동의 효과

물리치료에는 기기를 활용하는 것과 마사지, 운동이 있습니다. '빛과소리 하성한의원'에서 주로 사용하는 물리치료법은 다음과 같습니다.

1) 미세전류치료

미세전류치료기 Master-3000은 생체 전류를 활용한 물리치료기입니다. TENS를 비롯한 기존의 간섭파 자극기는 우선 환자의 상태를 관찰, 진단 후 그에 맞춰 자극의 성질, 강도, 시간 등을 결정하고 치료합니다. Master-3000 은 환부가 필요로 하는 자극을 선택해 내보냅니다. 즉, 인간이 지닌 자연치유력을 극대화하는 치료기라고 할 수 있습니다. 이 미세전류치료기로 안구 주위의 기혈 순환을 돕고, 안구 주위 근육과 신경 조절력을 향상시킵니다.

2) 고주파 온열치료

고주파 온열치료는 체내에 고주파 전류를 전달해 열을 발생시키는 치료법입니다. 고주파 전류는 다른 전류와 달리 감각신경, 운동신경을 자극하지 않아 부작용이 적습니다.

분자가 진동, 회전 등을 하면서 세포에 마찰열을 일으키며, 전류 방향이 바뀔 때마다 심부열이 발생합니다. 몸속 깊은 곳에서 일어나는 열, 심부열은 목과 경추 부위의 긴장된 심부근육을 풀어주며 눈 주위 혈액의 흐름을 개선합니다. 고주파 온열치료는 신진대사 및 면역력 활성화에도 도움을 줍니다.

3) 초음파 치료

초음파를 특정 부위에 쪼이면, 5cm 이상 깊이의 세포와 조직의 온도가 올라갑니다. 세포와 조직의 온도가 올라가면, 경추부위 심부근육의 긴장이 풀립니다. 또한 눈 주위 혈액의 흐름이 좋아지며 또한 혈류와 림프류의 기능 활성화가 촉진됩니다. 단위 세포 조직 간 마찰로 발생하는 열은 건강한 피부조직에는 따뜻한 느낌을, 염증이나 통증이 있는 부위에서는 강한 뜨거움과 찌릿찌릿한 통증을 줍니다. 초음파 치료는 세포와 조직의 기능을 개선시키고 통증을 감소시킵니다.

4) SCM(흉쇄유돌근) 운동

SCM은 Sternum(흉골, 가슴뼈) + Clevicle(쇄골, 빗장뼈) + Mastoid(유양돌기, 측두골에 있는 뼈로 '꼭지돌기'라고도 함)의 약자입니다. 이 3가지 뼈에 걸쳐 비스듬히 뻗어있는 근육을 '흉쇄유돌근'이라고 총칭합니다. 흉쇄유돌근의 다른 이름으로 '목빗근'이 있는데 '목을 비스듬히 가로지르는 근육'이라는 뜻입니다. 이 흉쇄유돌근(목빗근) 덕택에, 우리가 목을 구부리거나 옆으로 꺾을 수 있습니다. 목은 혈관이 안면과 뇌로 들어가는 통로입니다.

목에 있는 근육이 경직되면, 눈과 뇌에 혈액 공급이 제대로 이뤄지지 않아 눈 질환과 함께 두통과 어지럼증, 이명과 난청, 비염 증상 등을 유발합니다. 눈 질환 치료를 위해 흉쇄유돌근의 긴장을 풀어주는 'SCM운동'이 필요합니다. 이 운동은 긴장되고 뭉친 목 근육을 풀어줌으로써 혈액순환을 촉진하고, 눈 질환의 치료와 예방에 도움을 줍니다.

하성 운동보감 - 특수 운동법

설첨 턱관절 교정

◉ **기본 자세**

바른 앉기 자세로 양팔을 손가락 부분만을 서로 겹쳐 명치 뒤를 받쳐주고, 귀와 어깨가 일직선이 되도록 하고 시선을 정면에 고정하여 바르게 앉는다.

◉ **운동방법**

1. 혀 밑에 인대인 설소대가 좌, 우로 기울여지지 않도록 천장 가장 맨들맨들하고 쏙 들어간 부분에 수직으로 바르게 세워 턱관절이 가장 크게 벌어지는 위치에 혀끝을 닿게 한다.
2. 턱관절이 좌, 우 대칭으로 이완이 되도록 최대한 입을 벌려주고, 입모양이 바른지 거울로 확인한다.
3. 6초간 입을 벌리고 교정 후 4초간 천천히 닫아줍니다.

◉ **실행횟수**

반복 6번 시행 시 1분 소요

아침, 저녁으로 5분씩 하루 10분간 진행한다.

※ 온경법, 바르게 앉기 운동법을 하실때, 같이 진행하시면 더 좋은 효과를 보실 수 있다.
※ 본 운동은 턱관절의 전후와 좌우의 불균형을 바로잡아 턱관절 주변의 혈관과 신경의 기능을 정상화하기 위한 교정운동법이다.

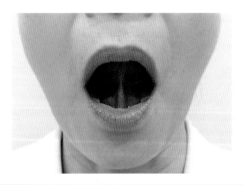

SCM(흉쇄유돌근) 목스트레칭

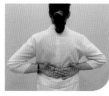

먼저 몸은 바르게 기준 축으로 세워놓고, 양팔을 손가락 부분만을 서로 겹쳐서 수평이 되게 명치 뒷부분을 받쳐줍니다. 모든 동작 시에 아랫배에 힘을 주어 허리가 틀어지지 않도록 합니다. 앉아서(대기실, 대중교통 등) 수시로 활용하시면 더욱 좋습니다.

※ 모든 동작은 앉아서 진행해 주시면 됩니다.

▶어깨의 오십견이나 불편감으로 인해 기준 축이 잡히지 않으면, 진행하지 않도록 합니다.

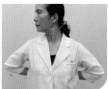

20초

1. 가로 스트레칭

① 어깨의 기준 축을 확실히 고정시킵니다.
② 고개를 90도 각도로 돌린 후 어깨의 수평을 유지합니다.
③ 얼굴이 수평이 되도록 스트레칭 하되 고개가 뒤로 기울어지지 않도록 합니다.

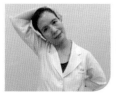

20초

2. 세로 스트레칭

① 어깨의 기준 축을 확실히 고정시킵니다.
② 세번째 손가락을 귀속에 넣고 팔이 머리 가운데를 지나 어깨의 수평을 유지하면서 스트레칭을 합니다.
③ 시선은 정면을 유지하고 위로가지 않도록 합니다.

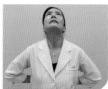

20초

3. 회전 스트레칭 (준비자세 : 1~2, 세로 스트레칭에서 시작)

① 어깨를 고정하여 흔들리지 않도록 합니다.
② 턱이 좌우로 벗어나거나 흔들리지 않도록 중심축에 고정합니다.
③ 목을 뒤로 크게 돌리는데, 시간은 옆으로 10초, 뒤로 10초 다시 옆으로 10초 동안 길고 천천히 진행합니다.
▶턱과 어깨가 움직이지 않는 것에 유의합니다.

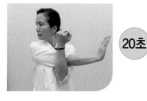

20초

4. 코끼리 벽 스트레칭

① 어깨의 기준 축을 확실히 고정시킵니다.
② 손바닥을 세워 코끼리 코 동작을 합니다.
③ 얼굴을 반대쪽으로 돌려 스트레칭을 합니다.

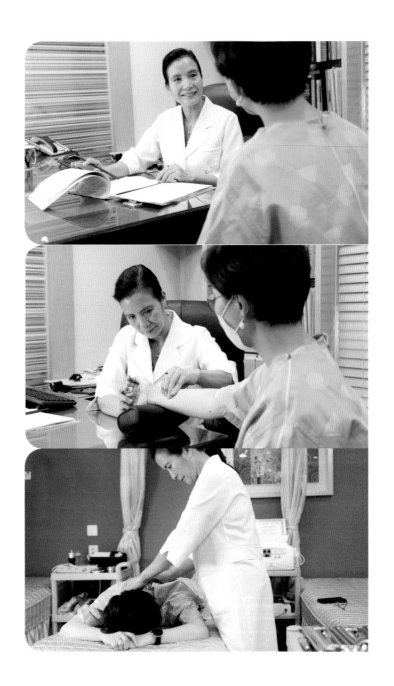

1992 빛과소리 하성한의원

난치성은 고칠 수 없는 병이 아님을 30년간 2만명 이상의 환자들을 통해 증명하고 있습니다.

'빛과소리 하성한의원'은 눈·귀 중점진료 한의원입니다.

이명, 난청, 어지럼증을 포함한 귀 질환과 녹내장, 황반변성, 소아시력, 망막질환 등의 눈 질환을 치료하고 있습니다. 고치기 어려운 난치성 질환으로 손꼽히는 눈과 귀 질환에 대한 임상 연구를 30년간을 몰두해 왔으며, 2만 명 이상의 환자를 보면서 희망이 절실한 환자들에게 이 질환은 결코 고칠 수 없는 병이 아님을 임상으로 보여드리고 있습니다.

보유 특허 및 인증

- 시력 개선 약침 특허 등록 (제10-1728946)
- 시력개선 및 눈건강 한약 특허 출원
- 눈 건강 개선 약침 엑기스 및 제조법 미국 국제 특허 출원 (15/178907)
- 시력 개선 약침 특허 출원
- 눈 건강 개선 한약 조성물 및 이를 이용한 제재 특허 등록 (제10-1652507)
- 난치성 눈, 귀질환에 제공하는 모든 한방 서비스 부분 국제 ISO 인증
  [ISO 9001 : 2008 인증 획득]

에필로그

"아이 살겠다!" "이제 보여요!"
느낌표를 마침표로 바꿔가기 위한 노력들

"아~! 살 것 같아요!"
"와~! 이제 보이네요!"
"휴... 이제 편안해요!"

환자들의 입에서 느낌표가 쏟아집니다. 그 느낌표들은 제게 약손이 되고 약침이 됩니다. 피로와 긴장으로 뭉친 곳을 쓰다듬고, 근심과 두려움으로 굳은 곳을 풀어줍니다.

실명에 대한 두려움, 잘 보이지 않는 답답함, 사라지지 않는 통증에 몸부림치던 분들이 저를 '마지막 희망'이라 여기고 찾아옵니다. 수십 년을 해온 일임에도 그때마다 새롭습니다. 매순간 내 마음은 간절함과 의무감, 그리고 두려움의 물음표들로 가득 채워집니다.

'책을 좋아하는 저 분이, 몇 시간이고 책을 읽게 해드릴 수 있을까?'
'두려움과 분노로 굳어버린 저 얼굴에, 미소를 돌려줄 수 있을까?'

'몸이 저렇게 약한데, 시력을 되찾을 때까지 치료를 견딜 수 있을까?'

'기대가 몹시 큰데, 그 기대만큼 좋아질 수 있을까?'

'처음보다는 많이 좋아졌지만, 더 이상은 어려운 걸까?'

저를 찾아오시는 분들의 믿음이 간절할수록 제 마음도 간절해집니다. 그 간절함은 의무감이 되고 때로는 두려움이 됩니다. 환자들의 기대에, 그리고 저 자신의 목표에 부족함이 없어야 한다는 두려움. 그리고 그 두려움은, 어느 순간 환자들의 입에서 나온 "아이 살겠다!" "이제 보여요!" 같은 탄성, 느낌표로 인해 헤아릴 수 없는 뿌듯함으로 바뀝니다. "한의원에서 눈도?"라는 사람들의 물음표, 그리고 '과연 기대와 목표에 부족함이 없을까?'라는 저 자신의 물음표가 시원하게 느낌표로 바뀌는 순간입니다.

하지만, 그것이 끝은 아닙니다. 모든 것은 저절로 나빠질 수는 있어도 저절로 좋아지는 법은 없기 때문입니다. 깨끗하던 집도 꾸준히 청소하지 않으면 더러워집니다. 다정하던 사람 사이도, 꾸준히 챙기지 않으면 서먹서먹해집니다. 시력교정수술로 좋아졌던 시력도, 꾸준히 관리하지 않으면 다시 나빠집니다. 물론입니다. 전인적인 한방치료로 되찾은 눈 건강도, 꾸준히 관리하지 않으면 다시 잃어버릴 수 있습니다. '그것이 끝은 아니다'라는 말의 의미는, 그뿐만이 아닙니다.

저는 빛을 되찾은 많은 환자들의 입에서 안도와 감탄의 느낌표를 받았습니다. 그 느낌표는 제게 이 일을 계속할 힘으로 작용했습니다. 그러나, 그 느낌표가 제 목표의 끝은 아닙니다. 예전의 노력들이 물음표를 느낌표로 바꾸기 위한 것이었다면, 이제는 느낌표를 마침표로 바꿔가기 위한 노력이 필요한 시점입니다.

말 그대로 '눈앞이 캄캄해진 채'로 저를 찾아온 많은 분들에게, 저는 희망의 빛을 보여드렸습니다. 저는 그 빛이 더 환하게, 더 넓게, 더 멀리, 그리고 더 오래 지속될 수 있기를 바랍니다.

그렇기에 저는, 안도와 감탄의 느낌표에 매몰되지 않으려 합니다. 그것을 확신과 완성의 마침표로 바꾸고자 합니다. 그러기 위해서는, 끊임없는 연구와 시도가 필요함은 물론입니다. 끊임없는 노력과 역시 끊임없이 발전하는 전인적 치료기술, 그리고 한층 알찬 다음 저서를 약속하며 저를 믿고 찾아준 환자들, 저의 든든한 동료들, 그리고 사랑하는 가족들에게 다시 한 번 감사와 애정을 전합니다.

2023년 여름날, 하미경

참고문헌

1. 대한한방안이비인후피부과학회. 한의안이비인후과학. 글로북스. 2019.
2. 곽상인 외 3인. 안과학. 일조각. 2023.
3. 방영 외 2인. 실용중의안과학. 중국중의약출판사. 2020.
4. 한국신경안과학회. 장봉린 신경안과학. 일조각. 2022.
5. 채병윤. 한방 안이비인후과학. 집문당. 1991.
6. JACK.J.KANSKI. 임상안과학. 정담. 2005.
7. 하미경. 난치성 눈 질환 한방으로 치료한다. 유나미디어. 2010.
8. 하미경. 안경이 싫어하는 깜둘빡. 창조와지식. 2018.
9. https://terms.naver.com/entry.naver?docId=926967&cid=51007&categoryId=51007.
10. https://terms.naver.com/search.naver?query=%EB%85%B9%EB%82%B4%EC%9E%A5&searchType=&dicType=&subject=
11. 허준. 동의보감. 여강출판사 . 2005.
12. 김완희 외. 한의학원론. 서울 성보사. 2001.
13. 김완희 외. 동의생리학. 서울 일중사. 2004.
14. 심민교. 임상본초학. 서울 영림사. 2000.
15. 채우석. 한의학개론. 서울 대성문화사. 1997
16. 이영준. 악관절을 이용한 전신치료의학. 서울 고려의학. 2007.
17. 조경복. 턱관절(TMJ) 복합치료. 서울 TMJ 카이로연구센터. 2006.
18. 김갑성 외. 실용 동서의학 임상총서. 서울 정담. 2001.

난치성 눈 질환,
수술 없이 한방으로 치료해요

EYE살겠다

하미경 지음
/
마루그래픽스 편집디자인
김진주 리라이팅 및 교정 교열
조문경 일러스트
초판 인쇄 2023. 08. 30
/
마루그래픽스출판 펴낸곳
/
값 25,000원
ISBN 979-11-951029-5-2